中国针术

董氏奇穴秘要整理

（董氏七十二绝针）

（赠光盘）

王　敏　主编

辽宁科学技术出版社
·沈阳·

图书在版编目（CIP）数据

中国针术：董氏奇穴秘要整理 / 王敏主编 .—沈阳：辽宁科学技术出版社，2017.1（2020.4 重印）

ISBN 978-7-5381-9886-7

Ⅰ. ①中… Ⅱ. ①王… Ⅲ. ①针灸疗法 Ⅳ. ①R245

中国版本图书馆 CIP 数据核字（2016）第 164718 号

出版发行：辽宁科学技术出版社
　　　　　（地址：沈阳市和平区十一纬路 25 号　邮编：110003）
印　刷　者：辽宁新华印务有限公司
幅面尺寸：170mm×240mm
印　　张：11.5
字　　数：400 千字
出版时间：2017 年 1 月第 1 版
印刷时间：2020 年 4 月第 4 次印刷
责任编辑：寿亚荷
封面设计：翰鼎文化 / 达达
版式设计：袁　舒
责任校对：李　霞

书　　号：ISBN 978-7-5381-9886-7
定　　价：40.00 元 (赠光盘)

联系电话：024-23284370　13904057705
邮购热线：024-23284502
E-mail:syh324115@126.com

编委会

作者简介

王敏，世界中医药联合会 A 级针灸医师，中国健康促进协会健康教育专家，"5 维全息疗法"研发人，董氏奇穴弘扬人，中华百业功勋人物，全国名医理事会副理事长，中华医学研究会副会长，中医针灸高级指导师，世界针灸学会联合会北京国际医药卫生研究院客座教授。祖籍河北省保定市定州，1969 年出生于内蒙古赤峰市元宝山区，自幼随家族学医，从医近 30 年，先后在赤峰市医药集团医院、中国中医研究院、辽宁省朝阳市中医院骨伤科、前列腺科、针灸科；朝阳县中医院中医科、北京玉林中医院针灸科、北京维多利亚医院中医疑难病科做中医临床工作；曾多次受邀到泰国、韩国、新加坡、瑞典、俄罗斯等国家行医。

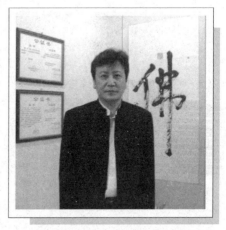

效华佗之行，仿观音之道，精研医术针法，悬壶济世，乃吾平生之夙愿。

发明的"5 维全息疗法"于 2007 年 8 月被全国健康产业工作委员会、医药养生康复专业委员会认证为"继承创新优秀项目成果"，被授予"中华名医"及"中华名针"荣誉称号，并且被该委员会聘为终生客座教授。2009 年，在韩国举办的国际医学博览会上，"5维全息疗法"被评为高新医疗技术并获金奖，研发人也因此被韩国国际医学会聘为终生客座教授。2009 年 12 月 19 日，入编中国国家人才网专业人才库。2010 年 1 月 16 日，被中国医疗保健国际交流促进会、中老年保健专业委员会授予"中医特技人才"荣誉称号。2010 年 1 月，"5 维全息疗法"被中国中医药发展论坛授予"中医特色疗法"。2010年 12 月 18 日，王敏入编《中国当代名医名院珍集》。2012 年 8 月，被中医药发展论坛授予"中医药事业发展特殊贡献奖"。2015 年 11 月被中国科技创新与战略发展研究中心授予"中华名医名针"荣誉称号并享受该中心"终生特殊贡献奖"。现运用"5 维全息疗法"治疗失眠、脑血栓后遗症、偏瘫、脑瘫、截瘫、单肢瘫、面瘫、面肌痉挛、面瘫后遗症、糖尿病、颈椎病、腰椎病、腰椎间盘脱出症、肩周炎、风湿性关节炎、各类疑难杂症及各种软组织损伤引起的痛证 10 000 余例，治愈率达 90％以上；治疗前列腺炎、前列腺增生、前列腺肥大等泌尿系统疾病 10 000 余例，治愈率达 90％以上。

2011 年起先后撰写了《董氏奇穴精要整理》《董氏奇穴精要整理挂图》《便携式董氏奇穴、经穴对照挂图》《中华董氏奇穴临床整理》《董氏奇穴按摩刮痧法》等专著。

主修简介

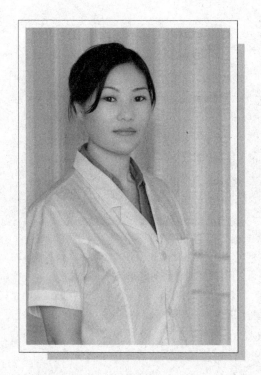

　　石金芳，山东省临沂市人。毕业于内蒙古医学院，现任中国生命健康促进会特聘专家，全国智慧养老产业委员会健康医疗中心副主任，中国传统文化促进会会员，中国康复技术转化及发展促进会精准医学与肿瘤康复专业委员会会员、中国针灸学会会员、高级针灸师、高级营养师、董氏奇穴弘扬人、"5维全息疗法"弘扬人。2005年学习董氏奇穴及"5维全息疗法"，现已成功地运用董氏奇穴及"5维全息疗法"治疗失眠、脑血栓后遗症、偏瘫、脑瘫、截瘫、单肢瘫、面瘫、面肌痉挛、面瘫后遗症、糖尿病、颈椎病、腰椎病、腰椎间盘脱出症、肩周炎、风湿性关节炎、各类疑难杂症及各种软组织损伤引起的痛证10 000余例。

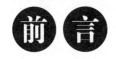

前　言

目前，中医自然疗法受到了人们越来越多的重视，经络养生、经络治病法受到了无数人的追捧，很多中医大家对人体经络的养生作用也是倍加推崇。虽然医学技术很发达，但我们也不可能把医生 24 小时都带在身边，身体不舒服了医生也不能马上就为你手到病除。况且这个时代，还有很多人看不起病，去趟医院，一套检查下来，几万块钱没了，再开点药，又花去几千元。所以我们有必要掌握一些运用经络、穴位来自我保健和预防疾病的方法。历代中医针灸文献资料、针灸学家们多以十四经穴之研究，而对于十四经穴外的奇穴缺少深入之探讨和系统之研究与整理。

董氏奇穴既源于传统的经络系统和针灸方法，又有所创新而独具特色，是目前行之有效的众多针法中的新体系，具有重要的研究和推广价值。

董公景昌先生（1916—1975），祖籍山东省平度县。其父董森公，身怀绝技，以针术名噪乡里。董公幼承庭训，绍衍祖学，18 岁即独立行医，曾悬壶青岛数载，怀救世之心，挟济人之术，未几，医名鹊起。1949 年，董公举家迁往中国台湾，1953 年，蛰居台北。数十年来，董公临诊 40 万人次，活人无数。其医术日见精进，造诣更为深厚。董门独派针灸绝学，在其手中运用如神，功至臻境。1971 年，董公以奇穴针灸治愈高棉总统龙诺之半身不遂，其针术之神奇震撼当地，时人盛誉其为"当代针圣"。

董氏奇穴，乃董门祖传数十代之针灸绝学，历来口授心传，不著文字，不传外姓，其独门之秘穴心法，对外隐而不发，秘而不宣，几成"千古疑案"，素有"江湖秘术"之称。

本书不仅对"董氏七十二绝针"的定位、取穴方法、主治和用法等进行了详细的论述，还首次提出了董氏奇穴指压按摩法。还介绍了杨维杰老师、胡光老师应用董氏奇穴的病案实例，同时介绍了"5 维全息疗法"。配有光盘，光盘中介绍了董氏七十二绝针的定位、取穴方法等内容。本书内容实用，简明扼要，可操作性强。是广大针灸医师、中医院校学生、外国留学生、针灸爱好者及亚健康群体自我保健的参考用书。

整理董氏針灸
发展針灸事业

世針联沈志祥
二〇一六十一月二日

孝以養性情

以脩其身針法

求已

嘱賢弟王敏醫師

岁在甲午春於中南波揚劉书

默而識之學而不厭
誨人不倦何有於我哉

公元一九八六年四月
元白啟功

清世懸壺

華佗再現

歲在丙申夏月 成賴書

禅者廣施

中醫奇葩

贈
王敏醫生

韶山

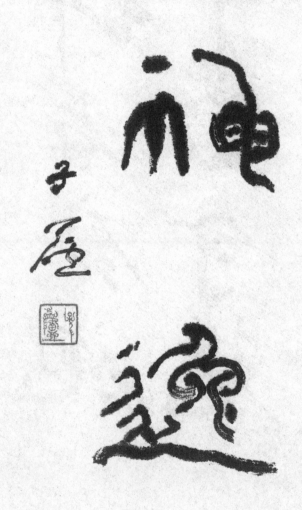

神而化之

子屋

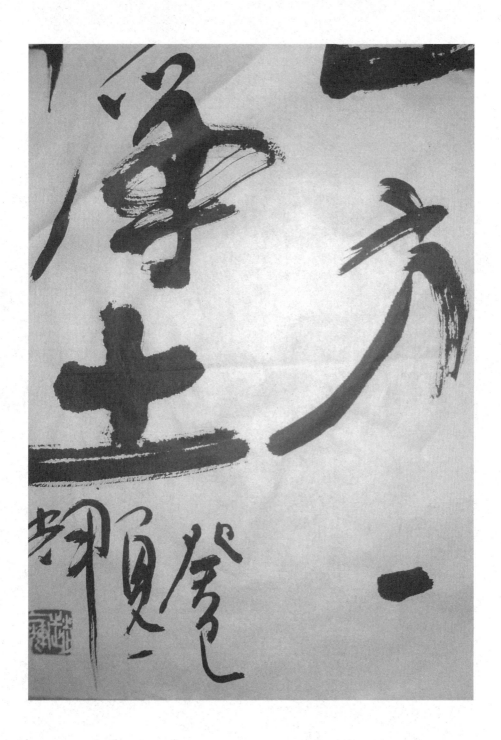

序 医术的个性文化

中国挺大也挺小。

有几个不同地方的朋友，在不同时间分别从贵州给我打电话，说他们不远千里到贵州慕名求医，名医竟是一个叫王敏的定州人。我和这个家乡人通了话，诚邀他回家乡发展。放下电话，内心百感交集——其中，有"定州多奇人"的自豪，有墙内之花香墙外的怅然，还有对人与人之间距离的慨叹……历来能人走江湖，且能量越大走得越远，而江湖又受制于人情世故，人情越浓走得越近，秉性越近交得越深。

后来，王敏回来了。我和这位辗转于贵州、北京、内蒙古、河北之间行医十几年的名医见了几次面，读了他主编的《中华董氏奇穴临床整理》《董氏奇穴按摩刮痧法》《董氏奇穴精要整理》3部医学专著，对他有了一些了解，也悟到了他诸多的"个性"，我想把他的这些"个性"放在医术与人生及文化的关系里来做个小结，算作一家之言。

个性之一：露与不露。医术和艺术，音近乎相同，含义不尽相同。如果将其各比作一棵树的话，医术表露的是树干、树梢还有花和果，唯独不露树根，可谓留有余地；而艺术，不仅表露出树干、树梢和花果，更表露树根，可谓一览无余。也就是说，艺术具有开放性，不仅自我表露，也需大众关注、传播和刨根问底；而医术，则具有保留性，除了追求整体提高和普及外，一般身怀绝技的人，都要留一手看家本事，是谓"祖传绝技""祖传秘方"。可是王敏却"不一般"，他把自己的医术当艺术，不必经过刨根问底，便将绝技和盘托出。他撰写和主编的几本医学专著，把多年研习的学问一丝不留地写出来、道出去，那个详细劲儿，几近手把手传教了。我有幸目睹过也体验过他的针灸艺术（姑且这么说），那分明是在上实验课，他一边下针，一边耐心地讲解、分析，真让人扎着放心、痛着舒心、治着安心！

个性之二：通与不通。艺术无论从广义还是狭义的角度讲，是相通的，这自不必考证，放之四海而皆准。而医术，从广义上讲也是相通的，但从狭义上讲，又是不通的，可谓科别分明，各行其道，很少有多能或一专多能型奇医、神术，遇有重大疑难必须组织会诊，有时甚至跨医院、跨区域。而王敏又是个例。他的"5维全息疗法"几乎包治百病，治愈率极高。王敏说："人体的各个器官和组织都是相通的，自然调其顺畅、康健的医道也是相通的。"他就是要"效华佗之行，仿观音之道，精研医术针法，融会贯通，悬壶济世"。

个性之三：融与不融。离家多年，王敏外表光鲜、洋气，谈吐优雅，语音标准，与多数定州人的朴素及"定州音儿"已不相融，倘若走在定州的大街上，肯定会把他挑出来。确实，他的舞台和观众已不仅仅限于定州 1 300 平方千米和 130 多万人，究竟有多大，取决于他不断精进的技艺和广博的胸怀。但是，就他的性情和品质而言，他绝对是和定州大地、定州人民和定州文化相融的，尤其是与古中山国脉承至今的中山文化（在发展中不躁，在追求中不虚，在挫折中不懈）相融的。就王敏而言，不也是怀揣绝技，放眼四海，面对商品化之潮而不躁，面对诸多的花拳绣腿而不虚，面对艺无止境的高峰而不懈吗？

行此文时，恰巧看到一副对联。上联：若不撇开终是苦；下联：各自捺住即成名；横批：撇捺人生。"若"字的撇如果不撇出去就是"苦"字；"各"字的捺笔只有收得住才是"名"字；一撇一捺即"人"字。凡世间之事，撇开一些利益纠结就不苦了；看方寸之间，能按捺住情绪和杂念才是人生大智。

王敏当如是。

河北省定州市政协主席、常务副市长、作家协会名誉主席 陈业鹏

2016 年 2 月 18 日

目 录

导言一　修针与九心

在中医针灸的修学中，寻找善知识并如理依止，成为入门一件最为重要的事。修针应有良好的心态，方能针到病除。兹将心态归纳为"九心"：如孝子心、如金刚心、如大地心、如轮围山心、如仆使心、如除秽人心、如乘心、如犬心、如舟心。

（一）如孝子心

如孝子心即如孝子侍奉双亲一样来敬事善知识，舍弃自己的自在，行动也由善师去安排的善心。

孝心，是儒家核心的价值理念之一。先秦儒家致力于"仁政"，为世界和平到处奔波。一个人对于恩重如山的父母尚且不去孝顺，很难想象会真诚地敬重老师。颜回作为儒家的领军人物，自然要做出表率。《论语·先进》记载了孔子在周游列国的时候，一次路过匡国，被匡国的老乡误认为是鲁国的阳虎，围困了五天五夜，因为局面混乱，很多弟子走失散了。颜回后来找到孔子，孔子很着急地问："我以为你死了呢。"颜回答："老师您还健在，我哪里敢去找死呢。"可见，颜回确实是用一个纯孝的心来侍奉孔子的。而孔子这样挂念颜回，也超乎一般的师生感情。孔子也曾用《诗经》上的话来评价弟子，对于颜回的评语有："永言孝思，孝思维则。"以此来赞扬颜回的孝心可以作为所有人的榜样。颜回也以其真诚的孝心得到老师的加持，从而取得非凡的成就。

（二）如金刚心

"金刚"，比喻对善知识的信心坚固，任一切天魔、外道、恶友等障缘都无法破坏。

春秋时期，混乱的时局恰好为不同的思想学说提供了展示的舞台，一时间，"百家争鸣"，"纵横捭阖"，多元化私学兴起，盛况空前。学生经常流动，很少对一个老师从一而终。孔子晚年也曾感叹："经过陈、蔡之难的学生，几乎都不敢再来学习了。"只有颜回一生追随，不离不弃。还有一例，可以看出颜回侍奉孔子的决心无法动摇。在鲁国，当时有一个人叫少正卯的，鼓吹邪说，炫惑人心，公开与孔子竞争学徒，致使孔门"三盈三虚"。唯独颜回不去，"颜回独知孔子圣也"。不仅一个人的邪说无法动摇颜回对孔子的坚定信心，即使历尽艰难，九死一生，众口铄金，谤满天下，也不能撼动颜回依师的金刚心。《史记·孔子世家》记载经历陈、蔡之难时，连最亲近的弟子都有怨言了，"子路愠见""子贡色作"。于是孔子召集子路、子贡、颜回来探讨思想路线是否正确。子路的意见是：咱们肯定搞错了，人家个个都不吃我们这一套，才会这么倒霉。子贡的意见是：老师的道太高了，所以人人都不理解。能否搞一个低一点的道，走走平民路线嘛，不至于饿肚子啦。问到颜回，他截然不同，表达出无比坚定的信心："老师的道太伟大了！伟大到天下人很难理解接受。虽然如此，老师您还是不辞劳苦，到处奔波，主动向人家解释，希望能得到执政者的理解支持，以造福人类。现前不被容纳有什么关系。不被容纳，知难而进，不正体现一个君子的高风亮节吗？如果咱们不好好修道，那是咱们的不对。可现在已经修得很圆满了，而没人肯采纳，是那些执政者不识货啊。不被容纳有什么关系，不被容纳才见得到君子的伟大人格。"这一席话说得孔子特别开心，他诙谐地说："有这种说法吗？你这小伙子如果以后发达了，我给你做个总管也愿意啊。"

（三）如大地心

如大地心指像大地一样毫无怨言地荷载万物。弟子也应担负起善师一切事业上的重担，无有疲厌。孔子一生的教学成果显著，弟子三千，"受业身通者七十有七人，皆异能之士也"。很多弟子学成之后，孔子都推荐到各国去做官，唯有颜回，一直留在身边，承担各种繁杂的事务。颜回也不知疲厌，鞠躬尽瘁，过早地透支自己的生命。颜回的早死，固然与生活的长期困顿有关，但最重要的原因，应该是他为了老师的事业过分操劳的结果。具体讲来，颜回至少在3方面要辅助孔子。

1. 辅助教学工作。孔子说过："自吾有回，门人益亲。"颜回作为一名优秀的学生，不仅聪明好学，而且还影响了绝大多数的同学，使同学们对夫子生起更坚定的信心。另外，投入孔门的弟子越来越多，也受到了颜回的影响。《论语·先进》提到颜回死后，"门人欲厚葬之"，也说明他的影响很深刻，在弟子们心目中的地位是很崇高的。

2. 推广仁政理想。"周游列国"是孔子一生中最重要的生命历程。"如有用我者，吾其为东周乎。"孔子崇尚周朝的礼乐制度，他融会贯通之后便想找一个实验的机会，然而穷尽一生，苦苦追寻，也得不到施展的机会。这一阶段，颜回一直跟着孔子颠沛流离，鞍马劳顿。即使到了最困难的时候，连子路、子贡都有难色，只有颜回，一直支持着孔子，渡过一个又一个难关。

3. 整理古代典籍。孔子一直重视对古代文化典籍的搜集整理，特别是晚年，删《诗》《书》，订《礼》《乐》，赞《周易》，作《春秋》。这是一项庞大的工程，需要集体运作才能完成。作为孔子的首席弟子，颜回带领其他弟子一起投入到艰难的整理工作中。特别是《周易》，颜回是主要的整理人之一。整理工作的过分劳累，也促成他的早死。对于颜回的死，孔子哭得很伤心，孔子的伤心，不仅痛惜天才陨落，也为自己所担负的历史使命，失去一个能真正传承的人而悲痛万分！

（四）如轮围山心

"轮围山"，又称作"铁围山"，是指围绕咸海而成的一小千世界。任凭汹涌的海浪拍打，岿然不动。此处比喻依止善知识的心，不为内外诸缘扰乱而动摇。在孔门弟子中，颜回的生活算是比较贫困的。孔子曾经叹息："颜回的道德水准够高了吧，可是穷得叮当响。"可是，生活的窘迫并没有使他产生退心，反而比任何弟子更加努力。孔子非常赞叹他这种安贫乐道的精神："贤哉，回也！一箪食，一瓢饮，在陋巷，人不堪其忧，回也不改其乐。贤哉，回也！""谋道不谋食"是历代文人的精神风骨，而颜回无疑是一面旗帜，以自己的生命来实践了这种精神实质，成为千秋万代的楷模。

（五）如仆使心

如仆使心指如同世间仆使一样，照顾恩师的生活起居，再累再脏，内心也没有羞耻和犹豫。就是不管何时何地，都应该放低自己的姿态、身段，这样便能获得真实的利益。特别是对于恩师，如果能像仆使一样无有疲厌地侍奉，按照缘起的道理，一定会迅速地积集起大量的福德资粮，奇迹般地开启本具的智慧。颜回一生都在孔子的身边，既是弟子，又是侍者，要费心操持老师起居饮食的一切事务，同时也迅速积累起求道的资粮。

《吕氏春秋》中记载了一则材料：孔子受困于陈、蔡之间，7天没吃过一点儿米饭，白天也没有力气站起来，弟子们也怨言不断。颜回赶紧去乞讨一些米回来，捡几根枯树枝生火做饭给孔子吃。饭快要熟的时候，孔子看见颜回用手到锅里抓饭先吃，孔子装作没看见，心里犯了嘀咕。当颜回端饭过来给孔子时，孔子说："刚才做了一个梦，梦见先祖告诉我，食物要先献给尊长才能进食。"颜回解释道："夫子误会了，刚才有煤灰掉进锅里，我想把弄脏的米饭丢掉又太可惜，所以吃掉了。"孔子叹息道："人可信的是自己的眼睛，可眼睛也有不可靠的时候。可信的是自己的心，可心也有不可靠的时候。弟子们要记得，真正认识一个人不容易啊！"可见，平时愿意受委屈、干脏活、无怨言的就是颜回，他就像仆使一样忠诚地侍奉孔子，才能得到孔子最大的加持，成为成就最高的第一弟子。

（六）如除秽人心

"除秽人"即普通清洁工，泛指最底层的劳动者。这些人能安于底层工作，必然具有谦卑的心态。这里强调了侍奉善知识的另一种心态——谦虚的心态。颜回便是一个特别谦虚的人。《论语·为政》有一段话描述了颜回在跟老师学习的状况，他对于老师所讲的观点，好像没有任何不同的看法，看上去傻乎乎的。等他回家自己研究，却能有所发挥，可见并不愚笨。颜回不但不愚笨，在所有的弟子中，他是最聪明的。连子贡都佩服他"闻一知十"。这么聪明的人，为什么要"不违，如愚"呢？是他对老师有纯净的敬信心，以及自身具备像清洁工一样谦卑的心态。所以对老师的任何教导，他都能非常欢喜地接受。弄得孔子有时甚至有点埋怨他："颜回这个弟子对我没什么帮助。他对我的话没有一句不欢喜接受的。"

培养谦虚的品德，成为颜回一生最重要的功课。我们读遍整部《论语》，实在找不到颜回有一句夸耀自己的话，他得到孔子最多的赞叹，他自己却常常感叹学得不好："虽欲从之，未由也已。""我慢高山，不存德水。"在求学的过程中，如果存在我慢心，认为老师没什么了不起，说不定还不如自己。那么即使老师德行再高，学问再好，也没有办法传授出去。我们应该学习颜回深厚的谦德，在处处观察老师的功德，以恭敬感恩的心来摄持，才能得到学习的真正利益。

（七）如乘心

"乘"指车乘。好像车乘一样，装载着沉重的货物，虽然路途艰难，也必能到达。同样，弟子对于恩师的事业，即使再困难，也欢喜受持，毫不推却。孔子一生的政治理想，便是想恢复周礼，推行仁政。而这个伟大的理想在诸侯争霸的形势下，几乎无法实行。孔子也知道在做一件"明知不可为而为之"的事，但即使没能成功，能够影响政治，使统治者减少杀戮，也是好事。一颗伟大而慈悲的心灵，促使孔子一次又一次地颠簸在坎坷的人生之路上。对于孔子这个构想，弟子们能够理解吗？恐怕只有颜回能够充分理解孔子的理想，风雨无阻地跟随老师，一辈子无怨无悔。

孔子有一次在北方游历，身边有子路、子贡、颜回陪伴。孔子一时兴起，叫他们三人谈谈各自的志向，自己当当评委，看谁志向比较高远。对于子路的志向，孔子评价道"勇哉！"对于子贡的志向，孔子评价道"辩哉"。颜回的志向则是："如果当权派太不像话，那我也没办法了。假如比较靠谱，我会推行老师所教的那一套，比如伦理教育啦，礼乐教化啦……如果真正实行起来，便不用劳民伤财地去修城挖沟做防御工事了；兵器全部浇铸成生产工具；家家户户平安团圆，不用为了服兵役而生离死别；即使一千年也不用担心发生战争。"孔子的评定结果是颜回第一，"当然是颜回啦！又不劳民伤财，又不浪费口舌，这才最好嘛。"从这段材料可以看出，颜回的话几乎都是孔子平时所想的。孔夫子就是希望执政者能实施仁政，摒弃战争，使社会安定，人民富足，和睦相处。所谓"老者安之，朋友信之，少者怀之"。而这一信念，也牢牢地镌刻在颜回的心里，为了实现这一伟大的社会理想，他一路上陪着孔子，走遍了千山万水，历尽了世事沧桑，百折而不回，九死而无悔。

（八）如犬心

忠实的爱犬无论被主人如何打骂，始终不肯离开主人，而且心里没有任何怨恨。同样，真正的弟子虽然受到老师的毁骂，也没有丝毫愤恨之心。孔子骂学生，骂得最厉害的是宰我，有一次宰我在白天睡大觉，孔子骂他"朽木不可雕也，粪土之墙不可圬也"。骂得最多的是子路。但骂到最后，这两人都是很有成就的人物，在孔门弟子中列于前十位。宰我甚至成为孔子的超级粉丝，在孔子去世后，他大力地弘扬儒家思想，说："孔夫子太伟大了，他比尧舜还要伟大！"

孔子说："唯仁者能好人，能恶人。"这里面关键在一个"能"字，也就是说，只有真正仁慈的人，才有能力去喜欢或者厌恶别人。那么，一般人也天天活在爱恨情仇里面，为什么说他们"不能"呢？因为"能"有一种主动性，仁者心地纯净，有原则性，所以具备主动性，他不管爱你恨你，都从智慧流露，能够成就你。而一般人"不能"，是因为感情用事，心为境牵，无论爱你恨你，都是从烦恼流露，结果只会招惹更多的烦恼。

这样一来，在事奉善知识时，有"犬心"便显得非常重要了。因为善知识的摄受不总是慈眉善目，也有可能是横眉冷对。这叫"拍摄双行"。如果我们受不了气，挨不住苦，很可能错失良机，最后抱憾终天。在《论语》中，表达"犬心"最好的学生是子路。他多次被老师斥责，但一辈子与夫子不离不弃。而颜回一直受老师赞扬，几乎找不到被批评的语录。主要的原因是颜回有极高的修养境界。孔子评价他"不迁怒，不贰过"，是赞赏他对于情绪有高度自律的本事，对于善恶有明确的决断。也就是说，他即使有毛病，你来不及批评他，他已经能觉察到，并认真忏悔改过了。对这样的人，善知识恐怕只有赞叹了。这是不是意味着颜回不需要"犬心"了？不！虽然老师总赞赏他，但周围不服气的学生太多了。他如果不处处忍辱求全，恐怕也很难一辈子陪伴在孔夫子身边。有一次，孔子对颜回说："用之则行，舍之则藏，唯我与尔有是夫。"这时候子路不服气了，"请问老先生，如果您老去带兵打仗，要带着谁去呢？"孔子回答说："那一类空着双手就要与老虎搏斗，光着脚丫子便要蹚过大河去，连死都不怕的人，我是不会带他去的。我所带的人，必然是遇到事情能谨慎处理，周全谋划，能做到万无一失才行。"从这些对话中，我们也能闻出淡淡的火药味。子贡、子路算修养很高的学生了，还有其他同学呢？所谓"木秀于林，风必摧之"，在复杂的人际关系中，颜回为了维持协调，也要处事低调，保持一颗低下的"犬心"，夹起尾巴做人了。

（九）如舟心

如舟心指如同摆渡的船，来来去去，无论多少趟，也没有疲厌的心。同样，对于老师交代的任务，不论承担多少，来回奔走，都无有厌倦的心。《论语》中多次记载颜回的勤奋修学。最典型的就是鲁哀公与季康子都问过孔子同一个问题："弟子孰为好学?"孔子哀痛地回答："有颜回者好学,不幸短命死矣,今也则亡。"在所有的弟子中,孔子称许颜回是最为勤奋好学的学生。不仅孔子这样认为,所有的同学都普遍认为颜回最为精进。卫国将军文子问子贡:"孔夫子教出来很多优秀的弟子,请问都有什么特点,帮我介绍一下。"子贡第一个便介绍颜回:"夫能夙兴夜寐,讽诵崇礼,行不贰过,称言不苟,是颜回之行也。""夙兴夜寐",这就是颜回给人最深的印象。

《大学》提倡一种精神:"苟日新,日日新,又日新。"这便是自强不息,进取不止的精神。儒家采纳这种精神,用在修身养性上。他们认为,每个人的心里有各种念头,也在进行人天交战,如果能够学习圣贤的理念,由此熏染,日新又新,理性克服人欲,自可臻于圣贤之境。颜回有孔夫子耳提面命地就近调教,自身又具备依止善知识的正确心态和方法,所以少年早熟,快速成就,二十几岁便悟透了孔子心法,被后人尊为"复圣"。

《论语·子罕》记载:颜回喟然叹曰:"仰之弥高,钻之弥坚。瞻之在前,忽焉在后(这一段是'念功德')。夫子循循然善诱人,博我以文,约我以礼,欲罢不能(这一段是'念恩德')。既竭吾才,如有所立卓尔,虽欲从之,未由也已(既念恩德,又念功德)。"今天来读这篇文章,除了折服于夫子的道德文章,我们还应该好好学习颜回感念老师功德、感念老师恩德的殷切之情。

王敏

2016 年 1 月 26 日

导言二　针灸简史

　　针灸学起源中国，具有悠久的历史。传说针灸起源于三皇五帝时期，相传伏羲发明了针灸，他"尝百药而制九针"（东汉医学家皇甫谧记载于《帝王世纪》）。而据古代文献《山海经》和《内经》，有用"石篯"刺破痈肿的记载，以及《孟子》"七年之病，求三年之艾"的说法，再根据如今在我国各地所挖出的历史文物来考证，"针灸疗法"的起源就在石器时代。当时人们发生某些病痛或不适的时候，不自觉地用手按摩、捶拍，以至用尖锐的石器按压疼痛不适的部位，而使原有的症状减轻或消失，最早的针具砭石也随之而生。随着古人智慧和社会生产力的不断发展，针具逐渐发展成青铜针、铁针、金针、银针，直到如今用的不锈钢针。

　　针灸治疗方法是在漫长的历史过程中形成的，其学术思想也随着临床医学经验的积累渐渐完善。1973年，长沙马王堆三号墓出土的医学帛书中有《足臂十一脉灸经》和《阴阳十一脉灸经》，论述了十一条脉的循行分布、病候表现和灸法治疗等。《黄帝内经》是现存的中医文献中最早而且完整的中医经典著作，已经形成了完整的经络系统，即有十二经脉、十五络脉、十二经筋、十二经别以及与经脉系统相关的标本、根结、气街、四海等，并对腧穴、针灸方法、针刺适应证和禁忌证等也做了详细的论述，尤其是《灵枢经》所记载的针灸理论更为丰富而系统，所以《灵枢》是针灸学术的第一次总结，其主要内容至今仍是针灸学的核心内容，故《灵枢》称为《针经》。继《内经》之后，战国时代的神医扁鹊所著《难经》对针灸学说进行了补充和完善。

　　晋代医学家皇甫谧潜心钻研《内经》等著作，撰写成《针灸甲乙经》，书中全面论述了脏腑经络学说，发展并确定了349个穴位，并对其位置、主治、操作进行了论述，同时介绍了针灸方法及常见病的治疗，是针灸学术的第二次总结。

　　唐宋时期，随着经济文化的繁荣昌盛，针灸学术也有很大的发展，唐代医学家孙思邈在其著作《备急千金要方》中绘制了彩色的"明堂三人图"，并提出阿是穴的取法及应用。到了宋代，著名针灸学家王惟一编撰了《铜人腧穴针灸图经》，考证了354个腧穴，并将全书刻于石碑上供学习者参抄拓印，他还铸造了2具铜人模型，外刻经络腧穴，内置脏腑，作为针灸教学的直观教具和考核针灸医生之用，促进了针灸学术的发展。

　　元代滑伯仁所著的《十四经发挥》，首次将十二经脉与任、督二脉合称为十四经脉，对后人研究经脉很有裨益。

明代是针灸学术发展的鼎盛时期，名医辈出，针灸理论研究逐渐深化，也出现了大量的针灸专著，如《针灸大全》《针灸聚英》《针灸四书》，特别是杨继洲所著的《针灸大成》，汇集了明以前的针灸著作，总结了临床经验，内容丰富，是后世学习针灸的重要参考书，是针灸学术的第三次总结。

清初至民国时期，针灸医学由兴盛逐渐走向衰退。1742年吴谦等撰《医宗金鉴》，不仅继承了历代前贤针灸要旨，并且加以发扬光大，通篇歌图并茂，自乾隆十四年以后（1749）定为清太医院医学生必修内容。清代后期，以道光皇帝为首的封建统治者以"针刺火灸，究非奉君之所宜"的荒谬理由，悍然下令禁止太医院用针灸治病。1840年鸦片战争后帝国主义入侵中国，加之当时的统治者极力歧视和消灭中医，针灸更加受到了摧残。尽管如此，由于针灸治病深得人心，故在民间仍广为流传。针灸名医李学川1817年写出《针灸逢源》，强调辨证取穴、针药并重，并完整地列出了361个经穴，其仍为今之针灸学教材所取用。民国时期政府曾下令废止中医，许多针灸医生为保存和发展针灸学术这一祖国医学文化的瑰宝，成立了针灸学社，编印针灸书刊，开展针灸函授教育等，近代著名针灸学家承淡安先生为振兴针灸学术做出了毕生贡献。在此时期，中国共产党领导下的革命根据地，明确提倡西医学习和应用针灸治病，在延安的白求恩国际和平医院开设针灸门诊，开创了针灸正式进入综合性医院的先河。

中华人民共和国成立后，国家十分重视继承发扬祖国医学遗产，制定了中医政策，并采取了一系列措施发展中医事业，使针灸医学得到了前所未有的普及和提高。20世纪50年代初期，率先成立了卫生部针灸疗法实验所，即中国中医研究院针灸研究所的前身。随之，全国各地相继成立了针灸的研究、医疗、教学机构，此后《针灸学》列入了中医院校学生的必修课，绝大多数中医院校开设了针灸专业，针灸人才辈出。40多年来在继承的基础上翻印、点校、注释了一大批古代针灸书籍，结合现代医家的临床经验和科研成就，出版了大量的针灸学术专著和论文，还成立了中国针灸学会，学术交流十分活跃，并在针刺镇痛的基础上创立了"针刺麻醉"。针灸的研究工作也不单纯局限在文献的整理，还对其治病的临床疗效进行了系统观察，并对经络理论、针刺镇痛的机制、穴位特异性、刺法灸法的功能等，结合现代生理学、解剖学、组织学、生化学、免疫学、分子生物学以及声、光、电、磁等边缘学科中的新技术进行了实验研究。临床实践证实了针灸对内、外、妇、儿、骨伤、五官等科多种病症的治疗均有较好的效果。

针灸是一门古老而神奇的科学。早在公元6世纪，中国的针灸学术便开始传播到国外。在亚洲、欧洲、拉丁美洲等已有120余个国家和地区应用针灸术为本国人民治病，不少国家还先后成立了针灸学术团体、针灸教育机构和研究机构，著名的巴黎大学医学院就开设有针灸课程。据报道，针灸治疗有效的病种达307种，其中效果显著的就有 100 多种。1980 年，联合国世界卫生组织提出了 43 种推荐针灸治疗的适应病症。1987 年，世界针灸联合会在北京正式成立，针灸作为世界通行医学的地位在世界医林中得以确立。1995 年，杨维杰老师回国弘扬董氏奇穴并撰写了《董氏奇穴针灸学》，从此在国内掀起了学习董氏奇穴的热潮。2010 年 11 月 16 日，中医针灸列入"人类非物质文化遗产代表作名录"。

石金芳

2016 年 1 月 26 日

第一章　经络的功能与应用

中医认为，经络是运行气血、联系脏腑和体表及全身各部的通道，是人体功能的调控系统。经络也是人体针灸和按摩的基础，是中医学的重要组成部分。经络学说是祖国医学基础理论的核心之一，源于远古，服务当今。在2 000多年的医学长河中，一直为保障中华民族的健康发挥着重要的作用。

"经"的原意是"纵丝"，有路径的意思，简单说就是经络系统中的主要路径，存在于机体内部，贯穿上下，沟通内外；"络"的原意是"网络"，简单说就是主路分出的辅路，存在于机体的表面，纵横交错，遍布全身。《灵枢·脉度》说："经脉为里，支而横者为络，络之别者为孙。"这是将脉按大小、深浅的差异分别称为"经脉"、"络脉"和"孙脉"。经络的主要内容有：十二经脉、十二经别、奇经八脉、十五络脉、十二经筋、十二皮部等。其中属于经脉方面的，以十二经脉为主；属于络脉方面的，以十五络脉为主。它们纵横交贯，遍布全身，将人体内外、脏腑、肢节连成一个有机的整体。

《黄帝内经》载："经脉者，人之所以生，病之所以成；人之所以治，病之所以起。"而经脉则"伏行分肉之间，深而不见，其浮而常见者，皆络脉也"，并有"决生死，处百病，调虚实，不可不通"的特点，故针灸"欲以微针通其经脉，调其血气，营其逆顺出入之会，令可传于后世"。由此可见，经络理论对指导中医各科实践起着决定性的作用。

经络是什么，存在于人体何处？经络有哪些作用，是通过什么途径实现的？这些问题既是中外科学家研究的重大课题，也是老百姓非常想了解的奥秘。至今，尽管有关经络的研究已取得相当的成果，有了很大的进展，但无论是实验研究，还是假说论证，就其总体来说，仍处于科学数据和理论学说的形成、积累阶段。因此，有关经络的科学结论还需要长期的、艰苦的探索与研究。

2 500年前，中国诞生了第一部医学巨著——《黄帝内经》，在这部典籍中，一个重要的概念贯穿于全书，那就是经络。经络是经脉和络脉的总称，古人发现人体上有一些纵贯全身的路线，称之为经脉；又发现这些大干线上有一些分支，在分支上又有更细小的分支，古人称这些分支为络脉，"脉"是这种结构的总括概念。

《黄帝内经》对经络的认识是从大量的临床观察中得来的，记载这些临床观察的文献，已在马王堆帛书、张家山竹简和绵阳木人经络模型等出土文物中逐渐找到。这些早期文献主要描述了经脉系统，并涉及了 3 种古老的医疗手段：一种是灸法，一种是砭术（即用石头治病的一种医术），另一种就是导引术（一种古老的气功），而经脉是这 3 种医术施用时借助的途径。

东汉的"方书之祖"，有着"救命活神仙"之称的张仲景，在《黄帝内经》的基础上发展了经络学说。他认为人所生的病是通过一条叫"太阳—阳明—少阳—太阴—少阴—厥阴"这样的通路从体外向体内传输的，根据疾病所属的经络不同，要用不同的针灸方法治疗。随着冶炼技术的发展，人们制成了金属针，称为微针，并用微针对经脉进行治疗。《黄帝内经》分为两部书，其中之一叫作《灵枢经》，也称为"针经"，就是专门论述用微针治疗经络的著作。《黄帝内经》对经络做了系统的总结，在经脉之外，增加了络脉、经别、经筋、皮部和奇经等新的概念，它们共同组成了经络系统，成为古人心目中人体最重要的生理结构。《黄帝内经》还阐述了经络的功能，即运行气血、平衡阴阳、濡养筋骨、滑利关节、联络脏腑和表里上下以及传递病邪等。《黄帝内经》对经络系统及其功能的认识，主要来自于长期的临床观察，也包含一些推理分析的结果和取类比象的描述。由于《黄帝内经》的概念体系是 2000 多年前的，给现代人理解它的思想内涵带来了极大的困难。因此，从文献和实验等多个方面揭示古典经络概念的内涵，是中医研究者的任务。

一、经络的生理功能

中医把经络的生理功能称为"经气"。其生理功能如下：

1. 沟通表里上下，联系脏腑器官：人体由五脏六腑、四肢百骸、五官九窍、皮肉筋骨等组成，它们各有其独特的生理功能。只有通过经络的联系作用，这些功能才能达到相互配合、相互协调，从而使人体形成一个有机的整体。

2. 通行气血，濡养脏腑组织：气血是人体生命活动的物质基础，必须通过经络才能输布周身，以温养濡润各脏腑、组织和器官，维持机体的正常生理功能。

3. 感应传导：经络有感应刺激、传导信息的作用。当人体的某一部位受到刺激时，这个刺激就可沿着经脉传入人体内有关脏腑，使其发生相应的生理或病理变化。而这些变化，又可通过经络反应于体表。针刺中的"得气"就是经络感应、传导功能的具体体现。

4. 调节脏腑器官的功能活动：经络能调节人体的功能活动，使之保持协调、平衡。当人体的某一脏器功能异常时，可运用针刺等治疗方法来进一步激发经络的调节功能，从而使功能异常的脏器恢复正常。

二、经络的临床应用

经络学说在临床上可以应用于解释病理变化、协助疾病诊断以及指导临床治疗3个方面。

1. 解释病理变化：经络与疾病的发生、传变有密切的关系。某一经络功能异常，就易遭受外邪的侵袭，既病之后，外邪又可沿着经络进一步内传脏腑。经络不仅是外邪由表入里的传变途径，而且也是内脏之间、内脏与体表组织之间病变相互影响的途径。

2. 协助疾病诊断：由于经络有一定的循行部位和脏腑络属，可以反映所属脏腑的病证。因而在临床上，就可以根据疾病所出现的症状，结合经络循行的部位及所联系的脏腑，作为临床诊断的依据。如胁痛，多病在肝胆，胁部是肝经和胆经的循行之处。人们根据经络循行通路，或经气聚集的某些穴位上出现的疼痛、结节、条索状等反应物以及皮肤的形态、温度、电阻改变等来诊断和治疗疾病，如肺脏有病，中府穴可有压痛。

3. 指导临床治疗：经络学说早已被广泛用于指导临床各科的治疗，特别是针灸、按摩和中药处方。如针灸中的"循经取穴法"，就是经络学说的具体应用。如胃病，常循经远取足三里穴，胁痛则取太冲等穴。中药治疗也是通过经络这一渠道，使药达病所，以发挥其治疗作用。如麻黄入肺、膀胱经，故能发汗、平喘和利尿。金元四大家中的张洁古、李杲还根据经络学说，创立了"引经报使药"理论。如治头痛，属太阳经的用羌活，属少阳经的用柴胡。

第二章 经络的组成与分布

经络包括十二经脉、十二经别、十五络脉、奇经八脉、十二经筋等。十二经脉是经络的主干，"内藏于府藏（脏腑），外络于肢节"（《灵枢·海论》）。

十二经别是十二经脉在胸腹及头部的内行支脉。奇经八脉具有特殊分布和一定的作用。十五络脉是指人体十二经脉加上躯干前的任脉、躯干后的督脉各自别出的一络和躯干侧的脾之大络，共 15 条。十二经脉按其循行顺序分别成为：手太阴肺经、手阳明大肠经、足阳明胃经、足太阴脾经、手少阴心经、手太阳小肠经、足太阳膀胱经、足少阴肾经、手厥阴心包经、手少阳三焦经、足少阳胆经和足厥阴肝经。十二经脉是经络系统的主体，所以称其为"正经"。

一、十二经脉

十二经脉是经络学说的主要内容。"十二经脉者，内属于府藏，外络于肢节"，这概括说明了十二经脉的分布特点，即内部，隶属于脏腑；外部，分布于躯体。又因为经脉是"行血气"的，其循行有一定方向，就是所说的"脉行之逆顺"，后来称为"流注"。各经脉之间还通过分支互相联系，就是所说的"外内之应，皆有表里"。经脉循行走向是：手三阴经从胸走手，手三阳经从手走头，足三阳经从头走足，足三阴经从足走腹（胸）。正如《灵枢·逆顺肥瘦》所载："手之三阴从藏走手，手之三阳从手走头，足之三阳从头走足，足之三阴从足走腹。"

手太阴肺经：主要分布在上肢内侧前缘，其络脉、经别与之内外连接，经筋分布其外部。

手阳明大肠经：主要分布在上肢外侧前缘，其络脉、经别与之内外连接，经筋分布其外部。

足阳明胃经：主要分布在头面、胸腹第 2 侧线及下肢外侧前缘，其络脉、经别与之内外连接，经筋分布其外部。

足太阴脾经：主要分布在胸腹任脉旁开第 2 侧线及下肢内侧前缘，其络脉、经别与之内外连接，经筋分布其外部。

手少阴心经：主要分布在上肢内侧后缘，其络脉、经别与之内外连接，经筋分布其外部。

手太阳小肠经：主要分布在上肢外侧后缘，其络脉、经别与之内外连接，经筋分布其外部。

足太阳膀胱经：主要分布在腰背第1、第2侧线及下肢外侧后缘，其络脉、经别与之内外连接，经筋分布其外部。

足少阴肾经：主要分布在下肢内侧后缘及胸腹第1侧线，其络脉、经别与之内外连接，经筋分布其外部。

手厥阴心包经：主要分布在上肢内侧中间，其络脉、经别与之内外连接，经筋分布其外部。

手少阳三焦经：主要分布在上肢外侧中间，其络脉、经别与之内外连接，经筋分布其外部。

足少阳胆经：主要分布在下肢外侧中间，其络脉、经别与之内外连接，经筋分布其外部。

足厥阴肝经：主要分布在下肢内侧中间，其络脉、经别与之内外连接，经筋分布其外部。

二、十二经别

经别就是别行的正经。十二经别的循行，都是从十二经脉的四肢部分（多为肘、膝以上）别出（称为"离"），走入体腔脏腑深部（称为"入"），然后浅出体表（称为"出"）而上头面，阴经的经别合入阳经的经别而分别注入六阳经脉（称为"合"）。所以，十二经别的循行特点，可用"离、合、出、入"来概括。每一对相为表里经别组成一"合"，十二经别共组成"六合"。十二经别的功能主要是加强和协调经脉与经脉之间、经脉与脏腑之间，以及人体各器官组织之间的联系。

足太阳与足少阴（一合）：

（1）足太阳经别：从足太阳经脉的腘窝部分出，其中一条支脉在骶骨下5寸处别行进入肛门，上行归属膀胱，散布联络肾脏，沿脊柱两旁的肌肉到心脏后散布于心脏内；直行的一条支脉，从脊柱两旁的肌肉处继续上行，浅出项部，脉气仍注入足太阳本经。

（2）足少阴经别：从足少阴经脉的腘窝部分出，与足太阳的经别相合并行，上至肾，在十四椎（第2腰椎）处分出，归属带脉；直行的一条继续上行，系舌根，再浅出项部，脉气注入足太阳的经别。

足少阳与足厥阴（二合）：

（3）足少阳经别：从足少阳经脉在大腿外侧循行部位分出，绕过大腿前侧，进入毛际，同足厥阴的经别会合，上行进入季胁之间，沿胸腔里，归属于胆，散布而上达肝脏，通过心脏，挟食道上行，浅出下颌、口旁，散布在面部，系目系，当目外眦部，脉气仍注入足少阳经。

（4）足厥阴经别：从足厥阴经脉的足背上处分出，上行至毛际，与足少阳的经别会合并行。

足阳明与足太阴（三合）：

（5）足阳明经别：从足阳明经脉的大腿前面处分出，进入腹腔里面，归属于胃，散布到脾脏，向上通过心脏，沿食道浅出口腔，上达鼻根及目眶下，回过来联系目系，脉气仍注入足阳明本经。

（6）足太阴经别：从足太阴经脉的股内侧分出后到大腿前面，同足阳明的经别相合并行，向上结于咽，贯通舌中。

手太阳与手少阴（四合）：

（7）手太阳经别：从手太阳经脉的肩关节部分出，向下入于腋窝，行向心脏，联系小肠。

（8）手少阴经别：从手少阴经脉的腋窝两筋之间分出后，进入胸腔，归属于心脏，向上走到喉咙，浅出面部，在目内眦与手太阳经相合。

手少阳与手厥阴（五合）：

（9）手少阳经别：从手少阳经脉的头顶部分出，向下进入锁骨上窝。经过上、中、下三焦，散布于胸中。

（10）手厥阴经别：从手厥阴经脉的腋下 3 寸处分出，进入胸腔，分别归属于上、中、下三焦，向上沿着喉咙，浅出于耳后，于乳突下同手少阳经会合。

手阳明与手太阴（六合）：

（11）手阳明经别：从手阳明经脉的肩髃穴分出，进入项后柱骨，向下者，走向大肠，归属于肺；向上者，沿喉咙，浅出于锁骨上窝。脉气仍归属于手阳明本经。

（12）手太阴经别：从手太阴经脉的渊腋处分出，行于手少阴经别之前，进入胸腔，走向肺脏，散布于大肠，向上浅出锁骨上窝，沿喉咙，合于手阳明的经别。

三、十五络脉

（1）手太阴之别络：从列缺穴处分出，起于腕关节上方，在腕后 0.5 寸处走向手阳明经；其支脉与手太阴经相并，直入掌中，散布于鱼际部。

（2）手阳明之别络：从偏历穴处分出，在腕后 3 寸处走向手太阴经；其支脉向上沿着臂臑，经过肩髃，上行至下颌角，遍布于牙齿，其支脉进入耳中，与宗脉会合。

（3）足阳明之别络：从丰隆穴处分出，在外踝上 8 寸处，走向足太阴经；其支脉沿着胫骨外缘，向上联络头项，与各经的脉气相合，向下联络咽喉部。

（4）足太阴之别络：从公孙穴处分出，在第一趾跖关节后1寸处，走向足阳明经；其支脉进入腹腔，联络肠胃。

（5）手少阴之别络：从通里穴处分出，在腕后1寸处走向手太阳经；其支脉在腕后1寸半处别而上行，沿着本经进入心中，向上系舌本，连属目系。

（6）手太阳之别络：从支正穴处分出，在腕后5寸处向内注入手少阴经；其支脉上行经肘部，网络肩髃部。

（7）足太阳之别络：从飞阳穴处分出，在外踝上7寸处，走向足少阴经。

（8）足少阴之别络：从大钟穴处分出，在内踝后绕过足跟，走向足太阳经；其支脉与本经相并上行，走到心包下，外行通贯腰脊。

（9）手厥阴之别络：从内关穴处分出，在腕后2寸处浅出于两筋之间，沿着本经上行，维系心包，络心系。

（10）手少阳之别络：从外关穴处分出，在腕后2寸处，绕行于臂膊外侧，进入胸中，与手厥阴经会合。

（11）足少阳之别络：从光明穴处分出，在内踝上5寸处，走向足厥阴经，向下联络足背。

（12）足厥阴之别络：从蠡沟穴处分出，在内踝上5寸处，走向足少阳经；其支脉经过胫骨，上行到睾丸部，结聚在阴茎处。

（13）任脉之别络：从鸠尾（尾翳）穴处分出，自胸骨剑下行，散布于腹部。

（14）督脉之别络：从长强穴处分出，挟脊柱两旁上行到项部，散布在头上；下行的络脉从肩胛部开始，从左右别走足太阳经，进入脊柱两旁的肌肉。

（15）脾之大络：从大包穴处分出，浅出于渊腋穴下3寸处，散布于胸胁部。

四、奇经八脉

奇经八脉是督脉、任脉、冲脉、带脉、阴维脉、阳维脉、阴跷脉、阳跷脉的总称。它们与十二正经不同，既不直属脏腑，又无表里配合关系，"别道奇行"，故称奇经。八脉中的督、任、冲脉皆起于胞中，同出会阴，称为"一源三岐"，其中督脉行于腰背正中，上至头面；任脉行于胸腹正中，上抵颏部；冲脉与足少阴肾经相并上行，环绕口唇。带脉起于胁下，环行腰间一周。阴维脉起于小腿内侧，沿腿股内侧上行，至咽喉与任脉会合。阳维脉起于足跗外侧，沿腿膝外侧上行，至项后与督脉会合。阴跷脉起于足跟内侧，随足少阴等经上行，至目内眦与阳跷脉会合。阳跷脉起于足跟外侧，伴足太阳等经上行，至目内眦与阴跷脉会合，沿足太阳经上额，于项后会合足少阳经。

奇经八脉交错地循行分布于十二经之间，其作用主要体现于两方面。其一，沟通了十二经脉之间的联系。奇经八脉将部位相近、功能相似的经脉联系起来，达到统摄有关经脉气血、协调阴阳的作用。督脉与六阳经有联系，称为阳脉之海，具有调节全身阳经经气的作用；任脉与六阴经有联系，称为阴脉之海，具有调节全身诸阴经经气的作用；冲脉与任脉、督脉、足阳明、足少阴等经有联系，故有"十二经之海""血海"之称，具有涵蓄十二经气血的作用；带脉约束联系了纵行躯干部的诸条足经；阴、阳维脉联系阴经与阳经，分别主管一身之表里；阴、阳跷脉主持阳动阴静，共司下肢运动。其二，奇经八脉对十二经气血有蓄积和渗灌的调节作用。当十二经脉及脏腑气血旺盛时，奇经八脉能加以蓄积，当人体功能活动需要时，奇经八脉又能渗灌供应。

冲、带、跷、维六脉腧穴，都寄附于十二经与任、督脉之中，唯任、督二脉各有其所属腧穴，故与十二经相提并论，合称为十四经。十四经具有一定的循行路线、病候及所属腧穴，是经络系统的主要部分，在临床上是针灸治疗及药物归经的基础。

1. 督脉

督，有总督的意思。督脉行于背正中，能总督一身之阳经，故又称阳脉之海。

【循行部位】起于胞中，下出会阴，后行于腰背正中，经项部，进入脑内，属脑，并由项沿头部正中线，经头顶、额部、鼻部、上唇到上唇系带处。

【主要病证】脊柱强直、角弓反张、脊背疼痛、精神失常、小儿惊厥等。

2. 任脉

任，即担任。任脉行于胸腹部的正中，能总任一身之阴经，故有"阴脉之海"的称号。

【循行部位】起于胞中，下出会阴，经阴鼻，沿腹部正中线上行，通过胸部、颈部，到达下唇内，环绕口唇，上至龈交，分行至两目下。

【主要病证】疝气、带下、少腹肿块、月经不调、流产、不孕等。

3. 冲脉

冲脉总领诸经气血的要冲。

【循行部位】起于胞中，并在此分为 3 支：一支沿腹腔后壁，上行于脊柱内；一支沿腹腔前壁挟脐上行，散布于胸中，再向上行，经喉，环绕口唇；一支下出会阴，分别沿股内侧下行至大趾间。

【主要病证】月经不调、闭经、崩漏、乳少、吐血及气逆上冲等。

4. 带脉

带脉围腰一周，有如束带，能约束诸脉，所以有"诸脉皆属于带"的说法。

【循行部位】起于季胁，斜向下行至带脉穴，绕身一周。

【主要病证】月经不调、白带不正常、闭经、胸胁疾病等。

5. 阴跷脉、阳跷脉

跷，有轻健跷捷的意思。生理功能是：阳跷主一身左右之阳，阴跷主一身左右之阴。同时还有濡养眼目，司眼睑的开合和下肢运动的作用。

【循行部位】跷脉左右成对。阴阳跷脉均起于足眼。

【主要病证】阴跷为病，肢体外侧肌肉弛缓而内侧肌肉拘急、喉痛、嗜睡；阳跷为病，肢体内侧肌肉弛缓而外侧肌肉拘急、癫狂、不眠、目内眦赤痛。

6. 阴维脉、阳维脉

维，有维系的意思。阴维脉维系三阴经，阳维脉维系三阳经。

【循行部位】阴维起于小腿内侧足三阴经交会之处，沿下肢内侧上行，到腹部，与足太阴脾经同行，到胁部，与足厥阳肝相合，然后上行至咽喉，与任脉相会。

【主要病证】阴维脉发生病变时，常患胸痛、心痛、胃痛等证。

五、十二经筋

（1）足太阳经筋：起于足小趾，向上结于外踝，斜上结于膝部，在下者沿外踝结于足跟，向上沿跟腱结于腘部，其分支结于小腿肚（腨外），上向腘内则，与腘部另支合并上行结于臀部，向上挟脊到达项部；分支入结入舌根；直行者结于枕骨，上行至头顶，从额部下，结于鼻；分支形成"目上网"（即上睑），向下结于鼻旁，背部的分支从腋行外侧结于肩髃；一支进入腋下，向上出缺盆出，上方结于耳行乳突（完骨）。又有分支从缺盆出，斜上结于鼻旁。

（2）足少阳经筋：起于第四趾，向上结于外踝，上行沿胫外侧缘，结于膝外侧；其分支起于腓骨部。上走大腿外侧，前边结于"伏兔"，后边结于骶部。直行者，经季胁，上走腋前缘，系于胸侧和乳部，结于缺盆。直行者，上出腋部，通过缺盆，行于太阳筋的前方，沿耳后，上额角，交会于头顶，向下走向下颌，上结于鼻旁。分支结于目外眦，成"外维"。

（3）足阳明经筋：起于第2、3、4趾，结于足背；斜向外上盖于腓骨，上结于膝外侧，直上结于髀枢（大转子部），向上沿胁肋，连属脊椎。直行者，上沿胫骨，结于膝部。分支结于腓骨部，并合足少阳的经筋。直行者，沿伏兔向上，结于股骨前，聚集于阴部，向上分布于腹部，结于缺盆，上颈部，挟口旁，会合于鼻旁，上方合于足太阳经筋——太阳为"目上网"（下睑）。其中分支从面颊结于耳前。

（4）足太阴经筋：起于足大趾内侧端，向上结于内踝；直行者，络于膝内辅骨（胫骨内踝部），向上沿大腿内侧，结于股骨前，聚集于阴部，上向腹部，结于脐，沿腹内，结于肋骨，散布于胸中；其在里的，附着于脊椎。

（5）足少阴经筋：起于足小趾的下边，同足太阳经筋并斜行内踝下方，结于足跟，与足太阳经筋会合，向上结于胫骨内踝下，同足太阴经筋一起向上，沿大腿内侧，结于阴部，沿脊里，挟膂，向上至项，结于枕骨，与足太阳经会合。

（6）足厥阴经筋：起于足大趾上边向上结于内踝之前。沿胫骨向上结于胫骨内踝之上，向上沿大腿内侧，结于阴部，联络各经筋。

（7）手太阳经筋：起于手小指上边，结于腕背，向上沿前臂内侧缘，结于肘内锐骨（肱骨内上踝）的后面，进入并结于腋下，其分支向后走腋后侧缘，向上绕肩胛，沿颈旁出走足太阳经筋的前方，结于耳后乳突；分支进入耳中；直行者，出耳上，向下结于下颌，上方连属目外眦。还有一条支筋从颌部分出，上下颌角部，沿耳前，连属目不暇接外眦，上额，结于额角。

（8）手少阳经筋：起于无名指末端，结于腕背，向上沿前臂结于肘部，上绕上臂外侧缘上肩，走向颈部，合于手太阳经筋。其分支当下颌角处进入，联系舌根；另一支从下颌角上行，沿耳前，连属目眦，上额，结于额角。

（9）手阳明经筋：起于食指末端，结于腕背，向上沿前臂外侧，结于肩髃；其分支，绕肩胛，挟脊旁；直行者，从肩髃部上颈；分支上面颊，结于鼻旁；直行的上出手太阳经筋的前方，上额角，络头部，下向对侧下颌。

（10）手太阴经筋：起于手大拇指上，结于鱼际后，行于寸口动脉外侧，上沿前臂，结于肘中；再向上沿上臂内侧，进入腋下，出缺盆，结于肩髃前方，上面结于缺盆，下面结于胸里，分散通过膈部，到达季胁。

（11）手厥阴经筋：起于手中指，与手太阴经筋并行，结于肘内侧，上经上臂内侧，结于腋下，向下散布于胁的前后；其分支进入腋内，散布于胸中，结于膈。

（12）手少阴经筋：起于手小指内侧，结于腕后锐骨（豆骨），向上结于肘内侧，再向上进入腋内，交手太阴经筋，行于乳里，结于胸中，沿膈向下，系于脐部。

经络，是经脉和络脉的总称，经脉是主干、络脉是分支。经络是运行全身气血、联络脏腑肢节，沟通上下内外的通路。正常生理情况下，经络有运行气血、感应传导的作用，而在发生病变情况下，经络就成为传递病邪和反映病变的途径。由于经络有一定的循行部位和络属脏腑，可以反映所属脏腑的病证，因而在临床上，就可根据疾病症状出现的部位，结合经络循行的部位及所联系的脏腑，作为疾病的诊断依据，在治疗上，无论是针灸、推拿或药物治疗，都是通过调整经络气血的功能活动，进而调节脏腑功能，达到治疗疾病的目的。

第三章　针灸疗法作用

针灸是中国传统医学的重要组成部分，最初它只作为一种医疗手段，后来逐渐发展为一门学科。针灸学就是整理研究针灸医疗技术及其临床应用规律和基础理论的科学。

由于针灸疗法具有独特的优势，有广泛的适应证，疗效迅速显著，操作方法简便易行，医疗费用经济，极少副作用，远在唐代，中国针灸就已传播到日本、朝鲜、印度、阿拉伯等国家和地区，并在他国开花结果，繁衍出一些具有异域特色的针灸医学。到如今为止，针灸已经传播到世界 140 多个国家和地区，为保障全人类的生命健康发挥了巨大的作用。

所谓针刺保健，就是用毫针刺激人体一定的穴位，以激发经络之气，使人体新陈代谢旺盛起来，从而起到强壮身体、益寿延年的目的。此种养生方法，就是针刺保健。针刺保健与针刺治病的方法虽基本相同，但着眼点不同，针刺治病着眼于纠正机体阴阳、气血的偏盛偏衰，而针刺保健则着眼于强壮身体，增进机体代谢能力，旨在养生延寿。也正因为两者的着眼点不同，反映在选穴、用针上也有一定差异。若用于保健，针刺手法刺激强度宜适中，选穴不宜多，且要以具有强壮功效的穴位为主。

保健灸法是中国独特的养生方法之一，不仅可用于强身保健，也可用于久病体虚之人的康复。所谓保健灸法，就是在身体某些特定穴位上施灸，以达到和气血、调经络、养脏腑、延年益寿的目的。《医学入门》里说："药之不及，针之不到，必须灸之。"说明灸法可以起到针、药有时不能起到的作用。至于灸法的保健作用，早在《扁鹊心书》中就有明确的记载："人于无病时，常灸关元、气海、命门……虽未得长生，亦可得百余岁矣。"

国家非常重视非物质文化遗产的保护，2006 年 5 月 20 日，针灸经国务院批准列入第一批国家级非物质文化遗产名录。2007 年 6 月 5 日，经国家文化部确定，中国中医科学院的王雪苔和中国针灸学会的贺普仁为该文化遗产项目代表性传承人，并被列入第一批国家级非物质文化遗产项目。

一、调和阴阳

在正常情况下，人体中阴阳两方面处于相对平衡状态，保持人体中各组织、器官、脏腑的正常生理功能。若人体的阴阳失去平衡，发生偏盛或偏衰，就会发生疾病，进而阴阳分离，人的生命也就停止了。既然阴阳失调是疾病发生发展的根本原因，因此调理阴阳，使失调的阴阳向着协调方面转化，恢复阴阳的相对平衡，是治疗的关键所在。针灸的治疗作用首先在于调和阴阳，《灵枢·根结》篇说："用针之要，在于知调阴与阳，调阴与阳，精气乃光，合形与气，使神内藏。"这就是说，针灸治病的关键在于调节阴阳的偏胜与偏衰，使机体阴阳和调，保持精气充沛，形气相合，神气内存。针灸调和阴阳的作用，基本上是通过经络、腧穴配伍和针刺手法来实现的。如胃火炽盛引起的牙痛，属阳热偏盛，治宜清泻胃火，取足阳明胃经穴内庭，针刺泻法，以清泄胃热。寒邪伤胃引起的胃痛，属阴邪偏盛，治宜温中散寒，取足阳明胃经穴足三里和胃之募穴中脘，针用泻法，并灸，以温散寒邪。肾阴不足，肝阳上亢引起的眩晕，属阴虚阳亢证。本着"阳病治阴，阴病治阳"的原则，治宜育阴潜阳，取足少阴经穴太溪，补之；取足厥阴肝经穴行间，泻之，以协调阴阳。此外，由于阴阳之间相互化生、相互影响，故治阴应顾及阳，治阳应顾及阴，所以又有"从阴引阳，从阳引阴"等方法。这些方法的核心仍是调和阴阳。现代大量的临床观察和实验研究也已经充分证明，针灸对各个器官组织的功能活动均有明显的调整作用，特别是在病理状态下，这种调节作用更为明显。一般说对于亢进的、兴奋的、痉挛状态的组织器官有抑制作用，而对于虚弱的、抑制的、弛缓的组织器官有兴奋作用。这种调节是良性的、双向性的。这就是针灸能治疗多种疾病的基本原因之一。如果将组织器官的病理失调与阴阳理论联系起来，均可用阴阳解释，所以说针灸调节了病理性失调，也就是调节阴阳的失调。

二、扶正祛邪

疾病的发生，关系到人体正气和致病因素（邪气）两个方面。所谓正气，即指人体的功能活动和其抗病能力。所谓邪气，是与正气相对而言，即泛指对人体有害的各种致病因素，如外感六淫、痰饮、瘀血和食积等。当人体的正气不足以抵御外邪，或病邪侵袭人体的力量超过了人体的正气时，即可发生疾病。

疾病的过程，就是邪正相争的过程，治疗疾病就是要扶助正气，祛除邪气，改变正邪双方的力量对比，使之有利于向痊愈方面转化。

针灸具有扶正祛邪作用，具体表现为补虚泻实。针灸的补虚泻实体现在3个方面，一是刺灸法，如艾灸多用于补虚，刺血多用于泻实；二是针刺手法，古今医家已总结出多种补泻手法；三是腧穴配伍，长期大量临床经验，不少腧穴其补泻作用各异，如膏肓、气海、关元、足三里、命门等穴，有补的作用，多在扶正时应用；而十宣、中极、水沟，有泻的作用，多在祛邪时应用。现代的临床实践和实验研究证明针灸能够增强机体的免疫功能，抵抗各种致病因素的侵袭，而这种作用与中医的"扶正祛邪"相似。

三、疏通经络

经络气血失调是疾病产生的重要病理变化，经络气血偏盛可引起有关脏腑、器官、循行部位的功能亢盛；而经络气血偏衰则可出现功能减退性疾病。经络气血逆乱，可致昏厥；经络气血运行阻滞，引起疼痛，不通则痛。针灸通过穴位的刺激，具有疏通经络、调理气血的作用，这也是其独特的作用。如阳明经气偏盛引起的身热、口渴，可取阳明经内庭、曲池泄热止渴；阳明经气偏衰引起的身寒，可取阳明经足三里、合谷温补之。再如足阳明胃经浊气上逆，引起呕吐，足阳明胃经清气不升引起的腹泻、腹胀等症，均可取足阳明胃经经穴足三里治之。以上均为通过疏理阳明经气、调理气血，而达到治疗疾病的目的。针灸止痛，更是通经络、疏闭阻的结果。

第四章　董氏奇穴概述

一、董氏奇穴穴位与取穴

（一）董氏奇穴之分布

董氏奇穴内容计有 740 余穴，分别散布于手、臂、足、腿、耳及头面等处，虽不如十二经络之循环不断，相接无端，但亦有一定脉络可寻，规律而简单，例如指部称"一一部位"，手掌部称"二二部位"，小臂部称"三三部位"，大臂部称"四四部位"，足趾部称"五五部位"，足掌部称"六六部位"，小腿部称"七七部位"，大腿部称"八八部位"，耳朵部称"九九部位"，头面部称"十十部位"，另有"前胸部位"及"后背部位"，也是十二个部位，并不难于找寻。同时，这些穴位的分布，在应用方面和十二经穴亦有一定的联系，比如肝门能治急性肝炎，位于小肠经上，腕骨能退黄，也在小肠经上，这是认识到小肠为分水之官，具有清利湿热的应用。又如心门与小海相近而治心脏病变，其门、其正、其角在大肠经上能治痔疮，解穴能治气血错乱与梁丘相近等，便都足以说明董师对经络及脏象学说有深刻认识，才能创见这么多新穴。

此外，董师对神经学说的应用，也有特别的发挥。神经解剖学知识指出，人体各部在大脑皮层上的投射代表区的大小，与该部的功能繁简成正比，手是劳动器官，足是运动器官，功能都很复杂，它们在大脑皮层上的投射代表区也就较人体其他部分为大，如此，在大脑皮层上与其相连系的神经元数量也就较多，其主要功能就较大，而有利于临床的应用，董氏奇穴大多分布于肘、膝以下，就是此原理的发挥。还有在手上脚上，拇指、踇趾的功能就比其他的指、趾复杂，疗效当然更为广泛，这也就是董师何以乐用大敦、隐白、太冲等穴，并在拇指附近研创妇科、制污、止涎、五虎、灵骨等穴的原因。

（二）董氏奇穴之命名

董师虽然创见奇穴甚多，但从无一穴以自己姓名命名，他认为医学为救人之利器，为社会之所需，不应私密而主张公开，编写奇穴之目的，也无一丝名利之图，

23

其伟大的精神令人钦佩，反观时下偶有一见，尚未定论，恐或为别人所据，即迅速冠以某某合谷、某某血海、某某三阴交者，又岂可以道里计。至于那些剽窃别人创见将穴改名，企图偷天换日之人，则又岂能不觉愧耻。

董氏奇氏之命名有以部位命名者，如正筋、灵骨、正会、肩中、侧三里、四花中、外穴等。有以效用命名者，这一类比例多。有以五行命名者，如土水、木穴、水金、木火、木斗、木留等。有以脏象命名者，如妇科、脾肿、眼黄、肝门、肠门等。也有以部位与效用结合命名者如手解、指肾等。还有以穴位之数字命名者如三重、三江、双河、七星、五岭等。了解了董氏奇穴命名的方法，不但对奇穴的位置易于控制，对于其应用更能掌握。

（三）董氏奇穴之取用

1. 暗影及青筋

暗影有时称为发乌，也是病变之一种反应，即当某脏腑或某经络有病变时，常常在某处发现暗影。一般而言，在手掌及面部较易出现，身体其他地方也会有此现象，不过较难发现而已。这种方法除了反应病变有助于诊断外，还有一些可以以之施针产生治疗作用，此法董师甚为精通，以此形成固定治疗穴位，例如水金治咳喘，五虎治手脚痛，重子、重仙治肩背痛等，就是此一方法之发挥。

此一法则与儿科三关诊断法之原理颇为接近，主要与人体静脉压有关，静脉压愈高，暗影越明显。在某种程度上反映体内缺氧的程度，缺氧愈甚，血中还原血红蛋白量就愈高，青紫色的纹路（暗影）就越明显。由于各脏腑之压力不同，反应之部位也不尽相同。

青筋相当于静脉瘀，据经验，心脏病变及呼吸病变较为常见，其他病如痹证也可见及。这种静脉形状特别显著，颜色特别紫蓝，俗称青筋，此症多发生在委中、尺泽、臂上部；间或四肢外侧及鱼际部也有，更有发生在肠骨前沿及肩胛与腹壁的。

凡全身都可因此引起病患。若不注意此症，其所有患处则永不能根治；若能治此，其病患常在一两周后，最迟一两个月，不加治疗就霍然而愈。

据个人经验，有些病治疗一次，即有痊愈者，一般经针治一次后即大见减轻，数次后，其病就根治。治疗时用三棱针刺破络脉，流出些黑血，每隔五六天再放一次，到脉管不出现瘀胀为止。董师也常根据手掌及手指之青瘀部位诊断疾病，发展出独门之"董氏掌诊学"。

2. 全息

中医天人合一学说认为，每一个局部均与全体相关，每一个局部均能反映全体，也皆能以之治疗全体，这就是中医全息论的观点。因此有掌针、眼针、耳针、足针、头针等多种针法的发明。当然最重要的是体针，体针虽以十四经络对应五脏六腑。但若将手臂足腿皆再予区分，每一部分仍能各自治疗全身疾病。这充分反映了人身整体相关。全息论的出现深化了中医学的整体观念，按生物全息论，人体任一肢节都是整体的缩影，都有与整体相应的穴位，例如手上第 2 掌骨侧，这里的穴位从指根向掌根歧骨，对应有头、颈、上肢、肺、肝、胃、十二指肠、肾、腰、下腹、腿、足等各部位穴位，第 5 掌骨侧也有这样的对应。在各个节肢及其他较大的相对独立的部分中，都有着与第 2 掌骨侧相同的穴位分布规律，各节肢的各穴分布都遵循着与第 2 掌骨侧同一比例：头穴和足穴相连的中点是胃穴。胃穴与头穴相连的中点为肺穴。肺穴与头穴相连分为三等分，从头穴端算起的中间两个分点依次是颈穴和上肢穴。胃穴与足穴的相连分为六等分，从胃穴端算起中间的 5 个分点依次是十二指肠穴、肾穴、腰穴、下腹穴和腿穴。上述穴位只是具有代表性的点，其他穴位可以用这些穴位作为参考点得出。

　　董氏奇穴的穴位分布与全息律也有极相似之处，董师强调任一局部皆能治疗全身疾病，董师虽然将全身区分为十二个治疗部位，但每一部位均可独立治疗全身疾病。临床施治时，常艺术化地由病人决定针手或脚而治疗病人。同类性质作用的穴道在手及脚皆有分布，例如指五金、手五金、足五金；指驷马、足驷马。再如一个穴组本身即常含有全息意味，例如灵骨、大白并用为董师温阳补气要穴，几乎全身无所不包，疗效之高，也非其他穴位所可比拟。大白位置与经穴的三间相符，而贴近骨头，三间系大肠经腧穴，灵骨穴在合谷后叉骨前，两穴合用涵盖俞原所经之处。若以全息律而论，大白主上焦，灵骨主下焦。又大白、灵骨皆以深针为主，又深透侧面之上、中、下三焦，因此不论纵横，此二针皆涵盖三焦，其效果之大，自是可知。再如五虎穴，自指尖向手掌，依序为五虎一、五虎二、五虎三、五虎四、五虎五。五虎穴董师原治全身骨肿。按此五穴之分布及主治本身即有全息意味，五虎一常用于治疗手指痛、手掌痛及腱鞘炎；五虎三用于治疗脚趾痛（五虎二则用于加强五虎一、五虎二之作用）；五虎四用于治疗脚背痛；五虎五用于治疗脚跟痛。再如八八（大腿部位）、七七（小腿部位）之一些主治全身病变的穴组，例如驷马上、驷马中、驷马下治疗肺系疾病；天黄、明黄、其黄治疗肝系疾病；肾关、人皇、地皇治疗肾系疾病。每一部位全息下点与另一全息上点相交之处，则上下病变皆能治疗。例如灵骨可治脚跟痛，也能治头晕。曲池能治头晕，也能治下部之膝盖痛。

　　董师的倒马针法常用两三针并列，虽说因并列加强了治疗作用，但何尝不是借着全息作用，全体互应的结果。尤其是八八部位三针并列的脏腑治疗系列，更与全息律有着不谋而合的关系。例如：治肺脏病的驷马上、驷马中、驷马下；治心脏病的通关、通山、通天；治肝脏病的明黄、天黄、其黄；治肾脏病的通肾、通胃、通背，就有上针治上部、中针治中部、下针治下部的作用。整体合用，全体照应，疗效当然突出。

3. 对应

《标幽赋》说："交经缪刺，左有病而右畔取，泻络远针，头有病而脚上针。"董师善用上病下治，下病上治，左病针右，右病针左，绝不在局部针刺，其治病常采对应取穴，效果卓著。董师常用的对应取穴法有下列 8 种：

（1）等高对应：即在痛点对侧相等部位施针，左侧病痛可取右侧等高点，右侧病痛也可取左侧等高点，例如左曲池痛可针右曲池。这与物理学说的共振理论有相合之处，推广应用治疗内科病也可不采用双侧同穴针刺，而采用单侧或双侧异穴针刺。

（2）手足顺对：将上肢与下肢顺向并列，以肘对应膝为中心对应，可有下列对应：即肩对髋、上臂对大腿、肘对膝、下臂对小腿、手对脚。如髋有病可取肩部穴位（如取肩中穴）施治；膝部有病取曲池或尺泽（《肘后歌》）施治（反之肩部有病也可取髋部穴位施治，肘部有病也可取膝部穴位施治）。又如常以五虎穴治脚趾痛，以小节穴治脚踝痛，即一比一对应之运用。

（3）手足逆对：将上肢与下肢呈逆向排列，可有如下对应：即肩与足、上臂与小腿、肘与膝、下臂与大腿、手与髋。如足踝部有病可取肩部穴位治疗，大腿有病可取下臂穴位治疗（反之肩部有病可取足部穴施治，下臂有病也可取大腿穴施治），董师常取手上灵骨、后溪等穴治疗坐骨神经痛。又如常取支沟、外关治大腿痛酸，均为此一原理之应用。

（4）手躯顺对法：上肢除与下肢有对应关系外，与躯干亦有对应关系，将上肢自然下垂与躯干顺向并列对置，则有如下对应：上臂与胸（或背）脘、肘与脐（腰），下臂与下腹（腰骶），手与阴部。如腰骶或下腹有病可取下臂穴位治疗，阴部病可取手部穴位治疗（反之下臂病也可取下腹或腰骶部穴位施治）。董师以大间等 5 个间穴治疝气即与此一原理有关。

（5）手躯逆对法：将上肢与躯干呈逆向并列，可有下列对应关系：即手（腕）与头（颈），前臂与胸（背）脘，肘与（腰）上臂与下腹（或腰骶），肩与阴部。如胸脘有病可取前臂穴位施治，下腹有病可取上臂穴位施治（反之前臂及上臂有病，亦可取胸脘及下腹穴位施治）。董师以肩部之天宗、云白等穴治妇科阴道病。目前流行之手针即以手指治头部都与此一原理有关。

（6）足躯顺对法：下肢除与上肢有对应关系外，与躯干亦有对应关系，肢与躯干顺向并列对置，则有如下对应：即大腿与胸（背）脘，膝与脐（腰），小腿与下腹（腰骶），足与阴部。如胸背有病可针大腿，下腹有病可针小腿，反之大腿及小腿有病，亦可在胸腹施治。临床常以内庭治经痛，大敦、隐白治崩漏以及复溜治腰骶痛，三阴交治下腹病等，其运用皆与此一原理相合。

（7）足躯逆对法：将下肢与躯干呈逆向排列，可有下列对应关系：即足与头、踝与颈项、小腿与胸（背）脘、膝与脐（腰）、大腿与下腹（腰骶）。如胸脘有病可针小腿，下腹有病可针大腿，反之胸脘及下腹亦能治大腿、小腿病。临床常以足临泣治偏头痛，陷谷治阳明头痛，束骨治后头痛。董师亦以正筋、正宗治颈项不适，都与此一对应法有关。

（8）头骶对应法：除了手与脚及手脚与躯干的对应外，头面与尾骶亦形成一种对应。例如临床以骶部之长强治癫狂之脑病；以头部之百会治疗脱肛就是常见的例子，董师亦常以冲霄穴治头痛，也是此一原理之运用。

（9）头足对应：头顶百会与脚底之涌泉也形成对应，即所谓"天顶对地门"，所以用涌泉治疗顶痛及脑部病变。

（10）前后对应：人身前后亦有对应关系，如胸背对应，腰腹对应，颈口对应等，董师常以颈部之总枢穴治发音无力、呕吐等，一般十四经穴则以承浆治项强，就是这种对应的应用。

4．体应

体应是董氏奇穴在治疗方面最有针对性的发明及应用，掌握此一原则，不仅能将董氏奇穴应用得更深入更有效，以之用在十四经穴方面，也能加强及突出其效果。体应之要点即：以骨治骨，以筋治筋，以肉治肉，以脉治脉。

（1）以骨治骨：治骨刺常用削骨针，即四花中及其下3寸的倒马针，两针紧贴骨头才有作用。本组穴位治疗膝盖骨刺，肥大性、退化性关节炎疗效很好。董师扎针，能贴骨就尽量贴骨，例如灵骨、火主、大白等穴贴骨而入，不但针感强而且疗效高。又如常用九里（风市）穴每每深至贴骨，治疗各种风病、疼痛以及半身不遂，疗效很好。目前有一派说法强调骨膜传导，认为骨膜有传导作用，因此扎针时尽量贴骨或抵骨，疗效较佳。

（2）以筋治筋：贴筋进针可治筋病，例如尺泽在大筋旁，可治全身的筋病，对运动病变效果很好。又如正筋、正宗（阿基利斯腱）是一大筋，针刺入正筋、正宗可治疗颈筋强硬、小腿筋紧等多种筋病。

（3）以肉治肉：例如驷马及肩中皆是肌肉较为丰富的部位，最常用来治肌肉方面的病变，尤其是肌肉萎缩，疗效甚好。十四经穴中的曲池、手三里、合谷都是肌肉较丰富的地方，治疗肌肉病变效果也较好。当然肌肉萎缩多为阳明湿热或火烁肺金，针这些穴位对清阳明及肺金的疗效都很高。驷马、肩中、曲池、手三里、合谷等穴治疗皮肤病效果也很好。

（4）以脉治脉：紧贴脉管的穴位可治脉病，例如针人宗、地宗，因靠近血管，可调整血液循环，治心脏病及血管硬化效果很好。肺经的太渊穴在脉旁为脉会，治疗脉管病效果很好。此外，根据五行对应原理，还能以骨治肾、以筋治肝、以脉治脾、以皮治肺等，董师书中随处可见，这里就不再多举例证。

二、董氏奇穴与经络

（一）循经

循经取穴是针灸辨证取穴的最基本原则与方法。董氏奇穴大致亦不例外。董师由于研究奇穴突出，而有些人对其在十四经穴的成就懵然不知，这的确是一件遗憾的事，殊不知董师因为对十四经穴的深入与扩大，才有数百奇穴的发明，而董师在十四经穴之应用方面确有许多发前人所未发之处，例如以脾关治感冒，以伏兔治心悸、心脏病，牵鼻治唇生疮，公孙治腰痛、手麻，三阴交治腰痛、落枕，阴陵泉治前头痛，腕骨治眼病，肩外俞治小腿痛，膏肓棱针点刺治膝痛，承扶治瘰病，风市治肩痛、胁痛、半身不遂，陷谷治偏头痛、腹泻，风府点刺治呕吐等，董氏奇穴虽名之为"奇穴"，但董老师常说其奇穴为"正经奇穴"，其原著亦称《董氏正经奇穴学》，亦即穴位之分布与十四经有密切关系，若非对十四经穴有极为深刻的认识，断难发现如此多之奇穴，在其原著书后亦附有《董氏对十四经穴主治病症之修订》可资参考。这里再举几个奇穴中的例子：董师常用肝门穴治肝病，中医认为肝病多湿，小肠为分水之官，小肠之原穴腕骨即为治黄要穴（《通玄指要赋》《玉龙歌》《玉龙赋》），肝门穴位于手臂小肠经中央，即合经络，又合全息治中焦肝病之理，其效显著，自无疑义。又如正筋、正宗之治疗颈项，即合对应（详见正筋之说明）又与膀胱经有关，治疗颈项病当然有奇效。再如搏球之治背痛；其门、其正、其角之治痔疮；天黄、明黄、其黄治肝病；下三皇治泌尿、脾胃、妇科病；人士、地士、天士及曲陵穴等治气喘感冒；门金治肠胃病变与胃经有关等，真是不胜枚举，这些皆足以说明董氏奇穴是以十二正经为基础发展起来的，而又兼顾对应全息，因此效果更为突出。

此外，循经取穴除包括本经取穴外，尚有表里经取穴，例如以脾经之火菊治疗前头痛（阳明头痛）；以内关治疗三焦之气机不显；在四花中、四花外、丰隆点刺出血治疗痰（脾聚痰湿）瘀阻滞之病等，不胜枚举。

（二）交经

交经又名通经取穴法，或称六经同名经相通取穴法，即太阴通太阴，阳明通阳明，少阴通少阴，太阳通太阳，厥阴通厥阴，少阳通少阳的三阴三阳相通，实际上就是六经同名经相通。这种关系，对人体的病理生理均有影响，例如心肾之气必须相交，就是因于手足少阴相接的特点；包络相火可以寄附于肝胆，专赖手足厥阴通连为之维系。

六经相通，在《伤寒论》中，记之甚详，并以之辨证论治，但在针灸治疗之应用方面却少有人知。而针灸应用的机会则不在少数，效果也很好。董师在奇穴方面也常应用通经法，例如，以腕顺一、腕顺二穴治疗膀胱经腰痛，还可治对应的足外侧痛。又如以鱼际可治公孙（手太阴通足太阴）部位痛，再扩展引申出五虎穴治大趾痛。这种方法有时不需要有固定的穴位也能治疗疾病，只要掌握经络、掌握对应比例即可，例如小腿承山部位痛，可在手臂的中段（太阳经）找穴位治疗即可。

（三）五脏别通用法

这是董氏奇穴应用最突出、最广泛及最精华的部分，虽然在董师书中从未提及这方面的理论，但其应用则时时处处与之相合。五脏别通首先见于《医学入门》，引自脏腑穿凿论。五脏别通应系由六经之开阖枢变化发展而来（开阖枢则又系由易经演变而来）。《灵枢·根结》篇说："太阳为开，阳明为合，少阳为枢。"又说："太阴为开，厥阴为合，少阴为枢。"以三阴三阳同气相求，作手足相配之图见图4-1。

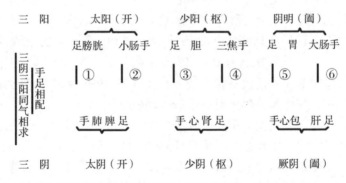

（按：横向排列，则为同名经相通，如手足太阳相通，手足太阴相通……）

图4-1

这样就构成了肺与膀胱通，脾与小肠通，心与胆通，肾与三焦通，肝与大肠通。除五脏别通外，胃也应与包络通。从此一原理来探源董氏奇穴之原理及应用，许多疑惑自可不言而解，以此原理发挥应用更能挥洒自如，早在1992年杨维杰重新修订之《董氏奇穴针灸学》已将此一原理之应用明注于该书各穴位之说明中，现将其中部分用例再提出看看，当能更了解其应用。

例如，重子、重仙在肺经上，但可治膀胱经之背痛及肩胛部疼痛。肝门穴在小肠经上，小肠为分水之官，清利湿热之效甚好，所以能治肝炎。眼黄穴在心经上，透过心与胆通，所以能治眼发黄；还巢穴在三焦经上，因三焦经与肾相通，故透过治理三焦，疏肝补肾能治妇科病、不孕症等。又如火包穴在胃经第2脚趾上，透过胃与心包通，治心痛甚效。通关、通山在胃经上治心脏病亦甚效。木穴在太阳经上，但能治肝经之疝气痛，其他大间、中间、浮间皆在大肠经上，都能治疝痛。又五十肩病痛多在肩背小肠经处,针肾关(在脾经上)特效。

十四经穴应用五脏别通之原理取穴,疗效亦非常好,例如,以曲池治头晕,就是透过大肠与肝通的应用。腕骨在小肠经,能清脾湿、治黄疸,自古为治黄要穴。中渚在三焦经上,治肾虚腰痛甚效。足三里为胃经穴,但治心脏病甚效。内关为心包络穴位,但治膝痛甚效,此因通过膝部最主要之经络为胃经。

此种方法应用极灵活,例证甚多,疗效极好,在此不再多举。

三、董氏奇穴手法

(一)动气及倒马针法

董氏奇穴施针手术简便,仅用正刺、斜刺、浅刺、深刺、皮下刺与留针各种手法即可达到所期望之治效。不采用弹、摇、捻、摆等手法,可减轻患者之痛苦,减少晕针的情况,亦不必拘泥于补、泻等理论。

由于不拘泥于补泻,董师研创出另一套平补平泻的特殊针法——动气针法与倒马针法。动气针法即针后令患者疼痛处活动,看有无改善,再决定继续捻针或换针。此种手法定名为动气针法,首刊于 1975 年版《针灸经纬》,沿用至今。近年来,学术界对此几种手法研究者不在少数,事实早在 1985 年山西科学技术出版社之吕景山《针灸对穴临床经验集》已经引证了动气针法。

董师认为人体有自然抗能,并有相对平衡点,所以常采用"交经巨刺"以远处穴道疏导配以动气针法,疗效惊人。尤其对于疼痛性病证,往往能立即止痛,例如三叉神经痛,董师针健侧侧三里、侧下三里两穴,并令患者咬牙或动腭,可立即止痛;坐骨神经痛,针健侧灵骨、大白两穴,并令患者腰腿活动,亦可立即止痛。虽说奇穴有奇用,但是动气针法的功效也是不可忽视的。动气针法不只限于奇穴有效,更适合于十四经穴,不但适用于止痛,用于内科,亦有著效。

动气针法具体操作如下:

(1)先决定针刺穴道。进针后有酸麻胀等感觉时,即为得气现象,然后一面捻针一面令患者患部稍微活动,病痛便可立即减轻,表示针穴与患处之气已经相引,达到疏导及平衡作用,可停止捻针,视情况留针或出针。如病程较久,可留针稍久,中间必须捻针数次以行气,可令病患再活动患部引气。

(2)如病在胸腹部,不能活动,可用按摩或深呼吸,使针与患处之气相引,疏导病邪。例如治胸闷胸痛,针内关,然后令患者深呼吸,可立刻舒畅。

动气针法简单实用,且在不明虚实症状前亦可使用。但必须能使病痛部位自由活动或易于按摩,因此必须在远处穴位施针。依个人经验,仅就五输原络、俞募都会等特定穴位,灵活运用即可,值得推广应用。

倒马针法是董师所创用之一种特殊针法，是利用 2 针或 3 针并列之方式，加强疗效的一种特殊针法。奇穴与十四经穴均可利用此一针法，此一针法亦常与动气针法结合使用，疗效显著。

倒马针法具体操作如下：

（1）先在某一穴位施针（如内关）。

（2）然后取同经邻近穴位再刺一针（如间使或大陵），这样就形成了所谓的倒马针。

（3）在倒马针的基础下可用补泻法，也可用动气针法与之配合，加强疗效。

这种邻近 2 针同时并列的针法，较之散列的多针效果，是来得较大而确实的，在内关取穴施针之效果如果等于 1 分，加取间使穴使成并列之倒马针，则其效果并不只是 2 分的增加，而可能是 3 分或 5 分，究其原因，可能有互助合作，一鼓作气的强化作用。

全身有很多的地方都可使用倒马针以增强疗效，如内庭、陷谷合用对肠胃病有很大效用，针内关、间使治心脏病有特效；支沟、外关治胁痛、小腿痛、坐骨神经痛；手三里、曲池治头晕、鼻炎、肩臂痛、腰膝痛；其他如合谷、三间倒马针，复溜、太溪倒马针，申脉、金门之倒马针等，可以推广使用。

倒马针 2 针或 3 针并列，实亦寓有全息的意味，若 3 针并列，则也还有上针治上、中针治中、下针治下的意义，2 针并列，则有上针治上部、下针治下部的意义。

在多年的临床经验中，复根据动气针法的基础研究创出"牵引针法"，效果之佳，较动气针法尤有过之而无不及，详细内容可参看《针灸经纬》。

（二）重视深浅

针刺的深浅关乎疗效极大，古书中不乏记载，董氏奇穴中亦经常提及深浅不同的主治有别，例如：大间及小间穴之手术部分指出："5 分针，正下一分治心脏，2~2.5 分为肺分支神经。"地士穴之手术："针深 1 寸治气喘、感冒、头痛及肾亏。针深 1.5 寸治心脏病。"地宗穴之手术："针深 1 寸治轻病，针深 2 寸治重病。"这些只是列举其一以示全部。可以说董氏奇穴全部穴位，无不贯彻深浅之理。

董师用穴之深浅大致遵循下列几项原则：

（1）根据病位：一般病在表、病在肌肤宜浅刺；病在骨、病在脏腑宜深刺。有时治外感表证常在背部大椎、肺俞、膏肓点刺出血即为浅刺之例。同一穴位之深浅主治亦有别，在前述之大间、小间、地士，均已举例说明，其要旨为治近宜浅，治远宜深。又如最常用之足三里穴，董师常说：针 5 分、1 寸治腿部病，针 1~1.5 寸治肠胃病，治心脏病、气喘病至少宜 1.5 寸以上，头面病则宜 2 寸以上，临床应用确有至理。

（2）根据病性：一般热证、虚证宜浅刺；寒证、实证宜深刺；新病宜刺浅，久病宜刺深。董师治疗较轻、较短之病，常以手指颜面较浅部位之穴道针刺，对久病、重病则以小腿、大腿部位较深之穴位为主；热病在较浅穴位（背部）及井穴点刺，寒证久病则在腿部、肘部血管或肌肉较厚部位深刺久留或点刺。

（3）根据四时节令：一般春夏宜刺浅、秋冬宜刺深，董师治疗疾病不只遵行春夏刺浅、秋冬刺深之理，在选穴处治方面亦有不同，充分体现了董师对时间治疗学的认识。

（4）根据体质：一般肥胖、强壮、肌肉发达者宜刺深；消瘦、虚弱、肌肉脆薄及婴儿宜刺浅；对体力劳动者进针较脑力劳动者通常稍深。

（5）根据穴位：董氏奇穴用穴多以四肢为主，肥厚部分可稍深，其余部分宜稍浅。穴分天、地、人三部，局部刺浅，再远入中，最远入深。躯干、胸背概以三棱针轻浅点刺为主，头面部穴位多以浅针直刺或卧针平刺为主。绝无危险，且疗效高。

总之，董师针刺论深浅，虽据病位、病性、体质、节令、穴位而定，但总以穴浅宜浅，穴深宜深；治近宜浅，治远宜深；新病宜浅，病久宜深为要。取穴多在四肢，强调宁失之深，勿失之浅，如蚊蝇之叮咬难收其功。由于深针有透穴作用，加强了经脉间之联系，并扩大了针刺之主治范围，且由于一针多穴，合乎精简原则，不但减轻进针之疼痛，且能加强刺激量，提高针刺效应，最为董师所乐用，但不论深浅，又必以得气为度。

（三）注重留针

留针是指进针以后，将针留置于穴位内，以加强及持续针感及其作用，从而达到提高疗效的目的。是否需要留针，留针时间长短，必须因人、因病、因时、因穴及视"气"而定。

（1）因人而异：根据体质、年龄不同而决定留针与否及时间长短。体质壮实、肌肉丰满者，受邪较难，得之则邪深，刺宜深刺久留。体质瘦弱、皮薄肉少者及儿童则应浅刺疾出，不宜留针。

（2）因病而异：根据病程、病位、病性而定；久病邪气入深及病邪在阴分、营分，属寒、属虚者（久病虽实则宜棱针点刺出血）宜深针久留；初病邪气表浅或病在阳分、卫分，属热、属实者应浅刺而不留针。

（3）因时而异：根据天时季节而定，春夏人之阳气在表，宜浅刺少留或不留。秋冬阳气在里，应深刺而留针。同理，下午及晚上针刺，一般较上午及中午留针稍久。

（4）因穴而异：穴位浅、气浮在外宜浅针不留，穴位深可稍留久，但必须注意由于"热病则顶针，寒病则吸针"，寒病久留为防针体被吸入，必须多留一部分针体在外，以免发生滞针弯针（长时留针，体位异动有可能发生弯针）。董师针刺多采舒适之卧位，并在四肢穴位进行留针；绝无弯针，亦不怕吸针，是较安全的针法。

留针时间多久为宜，目前较通行者有两种说法：

（1）据《灵枢·五十营》所言："二十八脉，……漏水下百刻，以分画夜。……气行十六丈二尺……一周于身，下水二刻。"指出气血运行一周，需时二刻，一昼一夜为一百刻，则二刻为 0.48 小时，为 28 分 48 秒。

（2）据《灵枢·营卫生会》所言："营在脉中，卫在脉外，营周不休，五十而复大会，阴阳相贯，如环无端。"营卫一昼一夜在人体运行 50 周，以 24 小时（1 440分）计算，即 28 分 48 秒循环一周。从上述两点看来，留针至少宜超过 28 分 48 秒，目前为求计算方便，一般留针 30 分钟是合理而适宜的。

（四）注重主次先后

一般而言，董师如欲针刺 3 针，必先针中间的 1 针，再上、下各 1 针。据研究先针一针于穴道上，再针于他处的穴道上，则其气皆往先前扎的穴道上走，此即个人研创之牵引针的原理。如坐骨神经痛属太阳经者，先针灵骨、大白（主针），次用束骨牵引，此前二针作用会被束骨所自然牵引，也可能束骨会被前二针牵引，而可能在中间的痛点交会，因此应先针治疗针，后扎牵引针。

董师针刺常遵古法"先针无病为之主，后针有病为之应"，右边有病则先针无病的左边，左上有病则先扎右下，右上有病则先扎左下（个人亦先针治疗针，之后再扎牵引针）。若多个症状一起呈现，则先针主症，后针次要症。多经的穴位一起使用时，则应注意其是否有克应问题，如土经的穴和水经的穴在一起使用，有可能土克水，可先针土经穴位，再针水经穴位；捻针时亦先捻土经穴，再捻水经穴。

四、董氏奇穴与中医辨证

（一）治疗注重五行及脏象学说之应用

董师在治疗方面极为重视五行之调和及脏象学之应用，其穴位以五行及脏象命名者，便有类似相关之治疗效用，例如水金穴就有金水相通之义，能治疗肺不肃降、肾不受纳之金水不通病变，诸如咳嗽、气喘、打嗝、腹胀、呕吐、干霍乱等皆有特效，又如驷马中、驷马上、驷马下能治疗肺病，中医认为肺主气，又主皮肤，因此本穴治疗鼻炎、牛皮癣、青春痘均有特效，对于各类皮肤病效果亦佳。另外通过五行生克，尚能治疗结膜炎（使火不克金）、甲状腺肿（使金能制木）亦有卓效。天黄、明黄、其黄三穴能治疗肝硬化、肝炎，也能治眼昏、眼痛。通关、通山、通天能治心脏病、风湿性心脏病，也能治膝盖痛、下肢水肿。通肾、通胃、通背能治疗肾炎、全身水肿、四肢水肿，也能治口干、咽喉痛。肾关为补肾要穴，对于肾虚所引起之坐骨神经痛、肩痛、背痛、头痛、腰酸皆有显效。又如木火穴既可疏肝祛风，又可清火或温阳，是治疗半身不遂的好穴道。这些便是通过脏象学说发挥应用的实例。另外通过五行学说及预防思想，这种治法可以运用得更灵活，例如治咳喘，遵古说："发则治肺，平时治肾。"在发作期常针水金配合曲陵、三士，平时则针下三皇等，此类治例真是多不胜举。

（二）治疗重视脾胃学说

董师对于李东垣之脾胃学说有深刻的研究，临床上对于调理脾胃有很多发明，认为若能使脾胃升降失调导致正常，则许多病便能治愈。其治疗心、肺两经之病多从胃经着手，例如常用之驷马上、驷马中、驷马下穴及通关、通山、通天穴，位置均与胃经有交叠关系。常用驷马治鼻炎，即有补土生金之意，常用通关、通山治心脏病，有"子能令母实"之意。土水穴能治胃病，位于肺经，也是此一原理的反面应用。其治疗肾病多从脾经论治，认为崇土可以制水，所以通肾、通胃、通背三穴皆在脾经之上。认为对于脾肾两虚之病补肾不如补脾，先宜调后天，其乐用之下三皇（天皇副、人皇、地皇）名曰补肾，实亦皆在脾经路径上。治蛋白尿脾肾双补肾关很好，这些就都反映了董师的创穴用针是其源有自，深合理论根据的。

（三）治疗注重活血化瘀善用棱针点刺

运用三棱针放血治病，可谓董师之拿手绝活，董师应用三棱针治疗，数年大病往往豁然而愈，剧烈疼痛亦可止于顷刻，其效果真是令人难以思议。董师刺络用穴之范围不受古书所限，除一般医师常用之肘窝、膝腘、侧额、舌下、十二井、十宣、耳背等部位，董氏善用、爱用并有发明外，至于小臂、下腿、脚踝、脚背、肩峰等几乎无处不能放血，尤其是腰背部位，董师更是以之灵活运用治疗全身病变。

董师对于历代有关活血化瘀文献多所涉猎，对于《内经》"病久入深，营卫之行涩、经络时疏，故不通""有所堕坠，恶血留内""寒气客则脉不通"等瘀血学说及叶天士"久病入络"之说颇有认识。主张"菀陈则除之"及"治风宜治血，血行风自灭"之法，运用三棱针点刺广泛治疗多种病变，例如以委中治坐骨神经痛、腰痛、项强、下肢风湿痛、痔疮；尺泽治胸闷、气喘、肩关节周围炎；足三里治胃病、肠胃炎；以太阳穴（相当于颔厌穴部位）治偏头痛、头晕、结膜炎；三金穴治膝痛；金林穴治大腿痛；精枝穴治小腿痛；双凤穴治手脚麻；三江穴治妇科病；总枢治小儿高烧、呕吐等，所涉范围可谓内、外、妇、儿、伤科全部包括在内。董师之刺络针法最大特点在于取穴多半远离患处，正合乎古法正统之"泻络远针"，效果卓著而确实，反观时下点刺放血多取"阿是"或邻近穴位，效果未必突出，与董师相比，益见董师针术之高超。而董师之刺血又灵活寓有他法，例如在太阳穴（风袭高位）刺血能祛风活血；在耳背刺血能清火活血；在背部（阳之所在）刺血能温阳活血；在委中刺血能利湿活血；在四花中、四花外（丰隆穴附近）刺血能化痰活血；在十二井穴刺血能开窍活血。其刺血疗法之灵活，也真是不胜枚举。

（四）治疗重视节气之配合

时间治疗学虽是新近崛起的一门临床科学，但远在2 000年前的中医古籍《内经》中，却早已有较多篇幅论述时间治疗学的要则，并提出了一些因时施治的方法，例如在季节治律方面曾说："春刺荥，夏刺俞，秋刺合，冬刺井。"又说："肝主春，……心主夏，……脾主长夏，……肺主秋，……肾主冬，……"董师深体《内经》之意，在面对全身泛发性的疾病时，常在与其旺之脏腑有关经穴施针，春季针三黄；夏季针通关、通山；秋季针驷马；冬天针下三皇等，都在临床常见。对于病久体虚病患，又常配合季节针其母经有关穴位，以收补虚之功。临床治疗痹证，极为重视季节与症状之关联性。

春日风胜多见行痹，冬日寒胜多见痛痹，夏秋湿令多见着痹。治疗或以肝为主，或以脾肾为主，各以该季当旺之脏为主，再结合其他有关脏腑治疗，收效至为宏速。此外，亦常配合《内经》一日四时分刺法治疗多类疾病，例如治疗咳嗽，先针奇穴水金，再按《内经》"朝刺荥，午刺俞，夕刺合，夜刺井"原则，加针鱼际、太渊或尺泽等穴，每次仅取2穴，用针少却效果显著。至于子午流注，董师虽未明言其重要，但却认为于下午3—5时（申时）点刺出血，对膀胱经之病变（例如委中点刺治疗痔疮）可收平时之加倍效果，其实这就是子午流注之纳子法的应用，这就说明了董师对于时间治疗学亦有相当的认识。

临床针刺骨刺最常应用人中、后溪、束骨、复溜等穴，因此这类患者下午来针，效果较佳。因未时十二经流注至小肠经，申时流注至膀胱经，酉时流注至肾经，又未时任督流注开人中穴，下午恰值未、申、酉时，针这几个穴位与时辰流注有关，当然效果甚好。

五、董氏奇穴治疗发挥

（一）一经治多经

《标幽赋》说："取三经用一经而可正。"其原意是说针一条经络应顾及左右的邻经，这样才不会针错经络，笔者融合古学加以发挥，定出"用一经必能治多经"之说，也就是说，扎一经时应同时考虑能治到好几条经络，这样开阔视野，照顾整体，扩大应用范围，一针治疗多病。例如针大肠经穴位，要考虑到表里经的肺经，其次要考虑到有同名交经关系的足阳明经，也就是所谓的手阳明通足阳明，再其次

35

五脏别通的太阳经与肝通的肝经也要考虑进去，例如取用董氏奇穴灵骨、大白，因在太阳经上，可治大肠的病变，也可补肺气（因与肺经表里），又因手足阳明相通，治胃经的病也有效，而董师最常用来治半身不遂则又属肝与大肠通的运用。

（二）一穴多穴用

《标幽赋》说："取五穴用一穴必端。"它的意义是说：取一穴要上下穴（同经五行及母子关系）、左右（邻近经络）穴都要注意到，这样取穴才会准确。笔者以为用一穴时必须考虑到脏象、经络、五行、全息、五脏别通等关系，这样疗效才会确实、才会全面、才会提高。例如灵骨及大白穴，在经络属大肠经，通过五脏别通可治肝经病变，因五行属木、火，效与木火穴有类近之处，治疗中风、半身不遂甚效，穴性属俞原，俞主体重节痛，原与三焦之气相应，所以补气温阳之作用亦强，因大肠与肺经表里，这种作用就更强，而从目前之全息律来看大白主上焦、灵骨主下焦，合用之则调理全身气机之作用极强、极好。再从灵骨、大白之命名来看又有金水相通、益气养阴之作用，可谓具备了治疗多种疾病的双向调节作用。

（三）互引互治

许多穴位是牵引针，也是治疗针；是治疗针，也是牵引针，这样的穴位在应用时治疗效果尤其好，例如灵骨穴可治网球肘，也可用对侧手三里、曲池当治疗针，以同侧灵骨为牵引针，这样灵骨穴既可当牵引针，也有治疗作用，如此效果最好。又如承浆穴可治落枕，重子、重仙穴也可治落枕，用重子、重仙时加上承浆又做牵引，又当治疗针，这种用法治疗落枕效果最好。

（四）夹穴多治

治疗时夹着它的穴及被夹的穴均有相关作用，例如通关、通山可治心脏病，这与它们二穴夹着伏兔穴有关。盖伏兔穴，《针灸大成》述其为脉络之会，此穴调整血脉之作用极强，也可治心脏病变。通关、通山夹伏兔穴而有此作用理应类似，当然通关、通山位在胃经，透过胃与包络通及调理脾胃而有此种作用自有其道理。又如合谷在灵骨、大白之间，亦有灵骨、大白的作用，只是稍弱而已。而灵骨、大白夹合谷，合谷为大肠经（与肝通）的木穴，疏肝效果很好，治疗中风、半身不遂当然有效。在颜面神经麻痹、眼皮闭合不全时合谷甚效（口面合谷收），这也因其与善治半身不遂的灵骨、大白穴夹其穴有关，当然有这种疏肝治中风的作用了。

第五章　董氏七十二绝针

引言：董氏奇穴乃董公景昌先生之家传绝学，世代单传，直到董公老师广纳弟子，公之于世，将其独到之处，发挥得淋漓尽致，惟妙绝伦，使董氏针法于针灸界独树一帜，凤自另成学派，殊为针灸界学者所推崇，唯可叹，董公老师却英才早逝，让后人缅怀不已，其生前之医术精湛，医德之高可谓仁心仁术，堪为当世奉为表率。1960—1963 年曾五度前往高棉为龙诺总统治愈半身不遂症……可谓杏林春暖，功在邦国。其生前之种种伟绩实不胜枚举！顿时传颂不绝，有口皆碑。其所遗著一书《董氏正经奇穴学》将其毕生所学贡献于世，嘉惠于医界，以飨读者，其内容颇具研究价值，深受读者一致肯定与珍藏。

董氏针灸是中国中医的宝贵遗产之一，它是董门祖先历年来与疾病抗衡中所创造出的独特治疗方法，并于长期实践中不断地丰富了董氏奇穴的内容，所以董氏奇穴素有"江湖秘术"之称，董氏七十二绝针是董氏奇穴最精华的部分，为董氏不传之秘。

笔者感念董公景昌先生：为弘扬董氏奇穴所做出的无私奉献，感恩董公弟子杨维杰老师、胡丙权老师、胡文智老师、邱雅昌老师、郑全雄老师、胡光老师以及为祖国中医针灸做出贡献的所有老师，特把董氏七十二绝针整理出来，奉献给董氏奇穴爱好者及默默无私弘扬针灸的中医人，以示笔者的感激之情。感恩！

1. 双灵一穴（董氏七十二绝针之一）

【定位】掌面中指第 1 节与第 2 节之间，横纹中央（四缝穴）内侧 2.5 分处（图 5-1）。

【解剖位置】固有掌指侧神经皮下浅支、心脏神经、肺分支神经、肾分支神经。

【主治】肺癌、骨癌、心脏内膜炎、肾炎水肿、肝癌、肝硬化、血癌、口腔炎、喉癌、百日咳、小儿疳积、小儿消化不良、先天性心脏病、心律不齐、胃炎。以三棱针浅刺，刺出黑血亦佳。

【指法】指按、指压或用硬物点按刺激，7~15 分钟。

2. 双灵二穴（董氏七十二绝针之一）

【定位】掌面中指第 1 节与第 2 节横纹正中央偏外侧 2.5 分处（图 5-1）。

【主治】肺癌、骨癌、心脏内膜炎、肾炎水肿、肝癌、肝硬化、血癌、白癜风、口腔炎、喉癌、百日咳、小儿疳积、小儿消化不良、先天性心脏病、心律不齐、胃炎。可作为重症急救穴。

【刺法】以三棱针浅刺，刺出黑血亦佳。

【指法】指按、指压或用硬物点按刺激，7~15分钟。

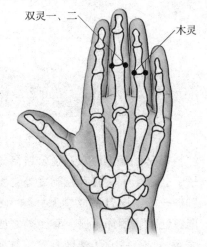

双灵一、二　木灵

图 5-1

【经验】笔者用双灵一穴、双灵二穴在治疗肺系疾病时用刺络疗法点刺出血，配伍灵骨、大白、驷马、外三关、止污穴等收到明显的疗效。主治小儿疳积、小儿消化不良也有应用，效果不错。

3. 木灵穴（董氏七十二绝针之一）

【定位】掌面无名指第1节与第2节间之横纹中央点内、外侧各2.5分处（图5-1）。

【解剖位置】固有掌侧指神经皮下支、肝之神经。

【主治】肝硬化、肝炎、肝癌、两胁痛、胆囊炎、胆道蛔虫症，痿证、半身不遂。以三棱针刺出黄白色液体或刺出黑血均效。

【指法】指按、指压或用硬物点按刺激，7~15分钟。

【经验】木灵穴，木灵也肝胆病之灵也，董公取之穴名和病名相辅相成，既体现了中医五行学说又解释了五行配属关系，此乃董公之大智。笔者在临床中运用此穴配伍上三黄、木全、木枝治疗以上诸症均有不同之疗效，尤以急性胆囊炎为主，针下痛止、难以置信。

4. 妇科五穴（董氏七十二绝针之一）

【定位】手背大拇指第1节外侧，从掌指横纹起，每上2分1穴，共计5穴（图5-2）。

【解剖位置】固有掌侧指神经皮下浅支、子宫神经。

【主治】子宫癌、子宫炎、卵巢炎、不孕症、月经不调、痛经、赤白带下、阴吹、产后风症（月内风症）。

【指法】指按、指压或用硬物点按刺激，7~15分钟。

【经验】妇科五穴是笔者在临床中治疗妇科病的主穴，配合姐妹三穴、水晶穴、还巢穴、木妇穴等对妇科病症均有很好的疗效。

5. 木火穴（董氏七十二绝针之一）

【定位】手背中指第2节正中央处（图5-2）。

【解剖位置】固有掌侧指神经皮下浅支、心脏及肝分支神经。

【主治】半身不遂（木火穴曾用于治疗高棉总统龙诺元帅之半身不遂奇效）、腿痛、中风后遗症。三棱针浅刺出血奇效。

【注意与禁忌】木火穴效果迅速，通常以针一次以不超过5分钟为原则。连续取用 5 天后，限用 3 分钟。

【指法】指按、指压或用硬物点按刺激，7~15 分钟。

【经验】木火穴笔者在临床中配伍灵骨、大白、三重、肾关治疗中风后遗症，收到很好的疗效，如运用得当，效果如神。

6. 八关一穴、八关二穴（董氏七十二绝针之一）

【定位】手背食指第 1 节正中央偏内侧 5 分下 2.5 分处（一穴）、外侧 5 分下 2.5 分处（二穴）（图 5-2）。

【解剖位置】正中神经皮下浅支、心肺及肝分支神经、肾神经。

【主治】中风、半身不遂（可配正会）、贫血，耳鸣。

【指法】指按、指压或用硬物点按刺激，7~15 分钟。

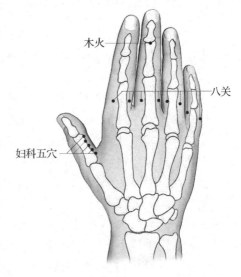

图 5-2

7. 八关三穴、八关四穴（董氏七十二绝针之一）

【定位】手背中指第 1 节正中央偏内侧 5 分下 2.5 分处（三穴），外侧 5 分下 2.5 分处（四穴）（图 5-2）。

【解剖位置】正中神经皮下浅支、心脏神经、肺分支神经、肝之神经。

【主治】中风、半身不遂、手臂不举（特效）、腿痛（特效）、耳鸣、痿证、五十肩。

【指法】指按、指压或用硬物点按刺激，7~15 分钟。

【经验】八关穴所主治之症笔者在临床运用中均有效，但如辨证得当配伍中九里、正会等效果更佳。

8. 上高穴（董氏七十二绝针之一）

【定位】手小指掌骨与无名指掌骨之间，握拳时小指尖所触之处，上 5 分为上高穴（图 5-3）。

【解剖位置】正中神经浅支、尺骨神经分支、脑神经。

【主治】腹膜炎、肋膜炎、盲肠炎、卵巢炎、急慢性小肠炎，此穴为增高穴。

【指法】指按、指压或用硬物点按刺激，7~

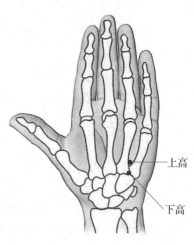

图 5-3

15 分钟。

9. 下高穴（董氏七十二绝针之一）

【定位】手小指掌骨与无名指掌骨之间，握拳时小指尖所触之处，上 1.5 寸为下高穴（图 5-3）。

【解剖位置】正中神经浅支、尺骨神经分支、脑神经。

【主治】腹膜炎、肋膜炎、盲肠炎、卵巢炎、急慢性小肠炎。

【指法】指按、指压或用硬物点按刺激，7~15 分钟。

【经验】上高穴配下高穴为治疗腹膜炎之特效穴，笔者曾用上高穴、下高穴配灵骨穴、足阳明胃经的足三里穴、肝经的太冲穴为 20 岁以内的少年增高，疗效不错，超过 20 岁效果较小。

10. 中白穴（又名鬼门穴，董氏七十二绝针之一）

【定位】手背小指骨与无名指掌骨之间，距指骨与掌骨连接处 5 分，中渚穴后 5 分（有人误认中白穴乃中渚穴，实为错误）（图 5-4）。

【解剖位置】手背静脉网，尺骨神经动脉，肾分支神经（又称机动神经）。

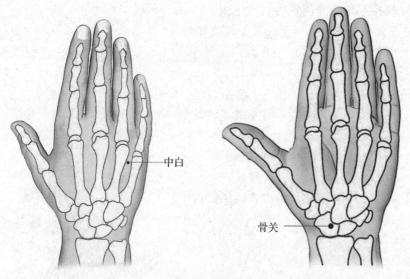

中白

骨关

图 5-4

【主治】急慢性肾盂（肾）炎、膀胱炎、腰酸痛、背痛、头晕、眼散光、肾虚耳鸣、脑鸣、重听、四肢水肿、偏头痛、脊椎炎、退化性关节炎、小腿痛、闪腰。坐骨神经痛（奇效）、骨刺（奇效）、岔气（特效）。

【指法】指按、指压或用硬物点按刺激，7~15 分钟。

【经验】笔者中白穴配下白穴在临床中治疗闪腰、岔气、骨刺、坐骨神经痛及耳疾疗效不错。

11. 骨关穴（董氏七十二绝针之一，董氏三十二解针之一）

【定位】手掌朝上，当腕横纹正中央下 5 分偏外侧 5 分，豌豆骨下是穴，亦即食指与中指叉口直上腕横纹处下 5 分（图 5-4）。

【解剖位置】正中神经、肾神经、肺支神经。

【主治】坐骨神经痛（奇效）、半身不遂（特效）、脊椎骨增生压迫神经痛（骨刺）、十二指肠炎、解尿酸毒、食物中毒、药物中毒。

【指法】指按、指压或用硬物点按刺激，7~15 分钟。

12. 木关穴（董氏七十二绝针之一，董氏三十二解针之一）

【定位】手掌腕横纹正中央下 5 分偏内侧 5 分处（图 5-5）。

【解剖位置】正中神经、肾神经、肝胆神经。

【主治】腰痛（特效）、胸闷、两胁痛、黄疸病、坐骨神经痛、腿痛、腹膜炎、全身关节痛（特效）、解尿酸毒、食物中毒、药物中毒。

【指法】指按、指压或用硬物点按刺激，7~15 分钟。

【经验】骨关、木关二穴，笔者在临床中治疗由尿酸高引起的关节痛确有针下立止之效。

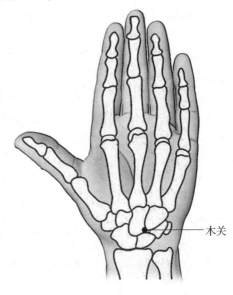

——木关

图 5-5

13. 腕顺一穴（董氏七十二绝针之一）

【定位】手背小指掌骨外侧下缘，手腕横纹下 1.5 寸处（图 5-6）。

【解剖位置】小指外转筋、腕骨背侧动脉与支脉、尺骨神经、肾分支神经。

【主治】肾虚之头痛眼花、坐骨神经痛（特效）、肾炎、膀胱炎、腰痛（特效）、四肢骨肿（奇效）、背痛、两腿痛、骨刺、耳鸣、颈项骨刺（特效）。

【指法】指按、指压或用硬物点按刺激，7~15 分钟。

14. 腕顺二穴（董氏七十二绝针之一）

【定位】手背侧面，当小指掌骨外侧下缘，手腕横纹下 2.5 寸处（图 5-6）。

【解剖位置】小指外转筋、腕骨背侧动脉与支脉、尺骨神经、肾分支神经。

【主治】肾虚之头痛眼花、坐骨神经痛（特效）、肾炎、膀胱炎、腰痛（特效）、四肢骨肿（奇效）、背痛、两腿痛、骨刺、耳鸣、颈项骨刺（特效），兼治鼻出血、失枕奇效。

【指法】指按、指压或用硬物点按刺激，7~15 分钟。

【经验】腕顺一穴、腕顺二穴对上述主治均有疗效，笔者曾以该组穴配伍灵骨、大白治疗坐骨神经痛、耳鸣，疗效显著。又以该组穴配伍下三皇（双取），结合患侧的腕踝针（上6）治疗肩周炎、五十肩疗效之好，让笔者赞叹。

15. 三叉一穴（董氏七十二绝针之一）

【定位】在食指与中指叉口之中央点处（图5-7）。

【解剖位置】桡骨神经浅支，肺分支神经、肾之副神经。

【主治】角膜炎、眼睛酸痛（特效），腰痛、坐骨神经痛（有卓效），眉棱骨酸、胀痛（特效），视神经萎缩、半身不遂、痿证。

【指法】指按、指压或用硬物点按刺激，7~15分钟。

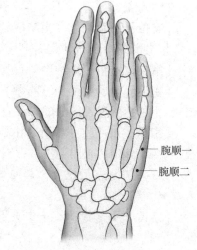

腕顺一
腕顺二

图 5-6

16. 三叉二穴（董氏七十二绝针之一）

【定位】在中指与无名指叉口之中央点（图5-7）。

【解剖位置】尺骨神经手背支，肾之神经。

【主治】重感冒、头晕头昏（特效），坐骨神经痛（特效），长骨刺（特效），腰酸、腰痛（奇效），肾炎、肾脏病水肿（特效）。

【指法】指按、指压或用硬物点按刺激，7~15分钟。

17. 三叉三穴（董氏七十二绝针之一）

【定位】在无名指与小指叉口之中央点（图5-7）。

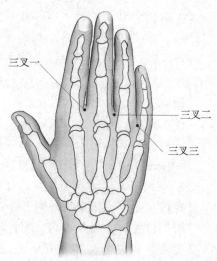

三叉一
三叉二
三叉三

图 5-7

【解剖位置】尺骨神经手背支，肾之神经。

【主治】重感冒、头晕头昏（特效），坐骨神经痛（特效），长骨刺（特效），腰酸、腰痛（奇效），肾炎、肾脏病水肿（特效）。

【指法】指按、指压或用硬物点按刺激，7~15分钟。

【经验】董公在大肠经、心包经、三焦经、小肠经、心经设立此3穴，与在正经的经穴疗效对比更胜一筹，让笔者肃然起敬，敬佩董公之智慧，感恩董公之承传，对上述主治，三叉穴组笔者在临床中无一不效。

18. 灵骨穴（董氏七十二绝针之一）

【定位】在手背虎口、拇指与食指叉骨间，即第 1 掌骨与第 2 掌骨结合处。与重仙穴相通（图 5-8）。

【解剖位置】浅层分布手背静脉，桡骨神经浅支。深层分布正中神经的固有掌侧指神经、肺支神经，心及肾神经。

【主治】肺气不足引起的肺炎、肺气肿、肺癌、坐骨神经痛、腰痛、背痛、脚痛、面神经麻痹、半身不遂、头痛、偏头痛、妇女月经不调、经闭、难产、冠心病、心律不齐、先天性心脏病、胃及十二指肠溃疡、肾炎、肠炎、眼疾、耳鸣、耳聋及一切久病、怪病、鼻病。各种手术麻醉，灵骨穴配心灵穴后通电。治疗久年胃病、胃溃疡配大白穴。

【指法】指按、指压或用硬物点按刺激，7～15 分钟。

【经验】灵骨穴所在之肺经与大肠经之间、同为多气之经，一阴一阳配伍相肋、气血皆通，所以对以上主治皆有疗效。

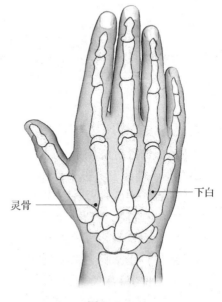

灵骨　　下白

图 5-8

【注意与禁忌】孕妇禁针。因此穴位于肺经与大肠经之间，有收缩子宫之作用，孕妇针之有流产之虞。

19. 下白穴（又名鬼门穴，董氏七十二绝针之一）

【定位】在手背小指与无名指掌骨之间，距指骨与掌骨连接处 1.5 寸，经穴液门穴下 5 分（图 5-8）。

【解剖位置】手背静脉网分布于其下，布有来自尺神经的掌背神经，肾分支。

【主治】急慢性肾炎、膀胱炎、坐骨神经痛（奇效）、骨刺（奇效）、腰酸痛、背痛、头晕、散光、肾虚耳鸣、脑鸣、重听、四肢水肿、偏头痛、脊椎炎、退化性关节炎、小腿痛、闪腰、岔气（特效）。

【针法】针深 0.5～1.0 寸。

【指法】指按、指压或用硬物点按刺激，7～15 分钟。

【运用】该穴常与中白穴并用，以加强疗效。该穴与中白穴合用治疗肾虚诸症疗效极佳。治疗少阳经之坐骨神经痛亦佳。此外，该穴尚有疏肝理气、止痛解郁之效，治疗腰部及四肢扭伤颇效。

【注意与禁忌】下白穴非十四经之液门穴，正确位置在液门穴下 5 分。

【经验】下白穴配肝门穴治疗急性肝炎有特效。

20. 心灵一穴（董氏七十二绝针之一）

【定位】手掌朝上，手腕横纹上1.5寸（图5-9）。

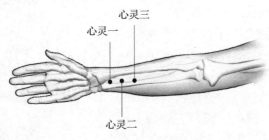

图5-9

【解剖位置】桡侧手腕屈肌腱和长掌肌腱中，浅层分布前腕内、外侧皮神经，深层有正中神经、心脏支神经。

【主治】心脏内膜炎、先天性心脏病、心律不齐、心脏扩大、心肌梗死、胸闷（胸痛）、胃脘痛、腿痛、前额痛、头晕、手脚麻痹，亦可当麻醉用治颈项手术。

21. 心灵二穴（董氏七十二绝针之一）

【定位】手掌朝上，手腕横纹上2.5寸（图5-9）。

【解剖位置】桡侧手腕屈肌腱和长掌肌腱中，浅层分布前腕内、外侧皮神经，深层有正中神经、心脏支神经。

【主治】心脏内膜炎、先天性心脏病、心律不齐、心脏扩大、心肌梗死、胸闷（胸痛）、胃脘痛、腿痛、前额痛、头晕、手脚麻痹，亦可当麻醉用治颈项手术。

22. 心灵三穴（董氏七十二绝针之一）

【定位】手掌朝上，手腕横纹上3.5寸（图5-9）。

【解剖位置】桡侧手腕屈肌腱和长掌肌腱中，浅层分布前腕内、外侧皮神经，深层有正中神经、心脏支神经。

【主治】心脏内膜炎、先天性心脏病、心律不齐、心脏扩大、心肌梗死、胸闷（胸痛）、胃脘痛、腿痛、前额痛、头晕、手脚麻痹，亦可当麻醉用治颈项手术。

【指法】指按、指压或用硬物点按刺激，7~15分钟。

【经验】此3穴位于心包经上，笔者临床中对上述心系症状均有不同的疗效，如配伍通关、通山、通天疗效更佳。但麻醉用穴笔者不曾尝试。

23. 肝灵一穴（董氏七十二绝针之一）

【定位】掌心向上，手腕横纹豌豆骨前缘直上3寸（图5-10）。

【解剖位置】浅层分布前腕内、外侧皮神经，深层分布正中神经，肝之神经，肾之神经。

【主治】肝炎、肝硬化、脊椎骨膜炎、肝痛、两胁痛、血癌（白细胞过多或过少）、脾大、坐骨神经痛、半身不遂、腰酸、筋骨痛。

24. 肝灵二穴（董氏七十二绝针之一）

【定位】掌心向上，手腕横纹豌豆骨前缘直上 6 寸（图 5-10）。

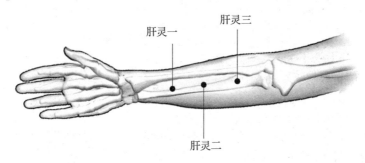

图 5-10

【解剖位置】浅层分布前腕内、外侧皮神经，深层分布正中神经，肝之神经，肾之神经。

【主治】肝炎、肝硬化、脊椎骨膜炎、肝痛、两胁痛、血癌（白细胞过多或过少）、脾大、坐骨神经痛、半身不遂、腰酸、筋骨痛。

25. 肝灵三穴（董氏七十二绝针之一）

【定位】掌心向上，手腕横纹豌豆骨前缘直上 9 寸（图 5-10）。

【解剖位置】浅层分布前腕内、外侧皮神经，深层分布正中神经，肝之神经，肾之神经。

【主治】肝炎、肝硬化、脊椎骨膜炎、肝痛、两肋痛、血癌（白细胞过多或过少）、脾大、坐骨神经痛、半身不遂、腰酸、筋骨痛。

【指法】指按、指压或用硬物点按刺激，7~15 分钟。

【经验】肝灵一、肝灵二、肝灵三穴，笔者在临床中治疗肝硬化伴脾大配伍上三皇，针灸 15 次后，经 B 超检查，脾大有明显回缩。

26. 地宗穴（董氏三十二解针之一）

【定位】在人宗穴（在上臂肱骨内缘与肱二头肌间之陷处，肘窝横纹上 3 寸）上 3 寸处，即肘窝横纹直上 6 寸（图 5-11）。

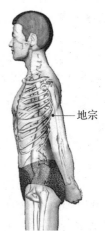

【解剖位置】在头静脉后，有回旋上动脉、腋窝神经，心之支神经。

【主治】能使阳证起死回生，脑出血之急救穴，针下立解，为心脏麻痹、心绞痛之急救针。治半身不遂、心脏性喘息、肝性脑病、手脚麻痹、动脉硬化、胸痛背痛、呼吸困难、脑血管阻塞等症。

图 5-11

【指法】指按、指压或用硬物点按刺激，7~15分钟。

【经验】本穴在临床中笔者常配伍人宗穴、天宗穴、内关、火包穴治疗心绞痛之急救，确有很好的疗效。

27. 肩中穴（董氏七十二绝针之一）

【定位】肩峰穴在肩骨缝之正中央下5分，即十四经肩髃穴下5分处。即十四经肩髃穴下2.5寸处（图5-12）。

【解剖位置】此处为三角肌中央下缘心之分支神经。

【主治】皮肤病（颈项皮肤病及臀部皮肤病有特效）、小儿麻痹、半身不遂、心悸、肩痛、五十肩、流鼻血、血管硬化、腰痛。

【指法】指按、指压或用硬物点按刺激，7~15分钟。

【经验】肩中穴配通天穴、通关穴、建中穴、肾关穴治全身关节炎、尿酸性关节炎、游走性风湿疗效很好。

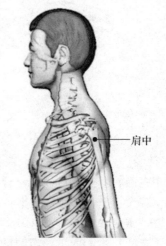

肩中

图 5-12

28. 正脊一穴（董氏七十二绝针之一）

【定位】手臂肱骨上正中央、叉横纹直上2寸为正脊一穴（图5-13）。

【解剖位置】肝之副神经、心之副神经、脊椎神经。

【主治】脊椎骨膜炎（骨刺）、退化性脊椎骨增生症、僵直性脊椎不能弯曲症、坐骨神经痛、颈椎骨刺、慢性肾盂肾炎。

29. 正脊二穴（董氏七十二绝针之一）

【定位】正脊一穴（手臂肱骨上正中央、叉横纹直上2寸）直上2寸处，在肱骨上（图5-13）。

【解剖位置】肝之副神经、心之副神经、脊椎神经。

【主治】脊椎骨膜炎（骨刺）、退化性脊椎骨增生症、僵直性脊椎不能弯曲症、坐骨神经痛、颈椎骨刺、慢性肾盂肾炎。

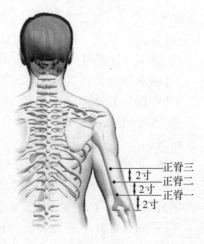

正脊三
2寸
正脊二
2寸
正脊一
2寸

图 5-13

30. 正脊三穴（董氏七十二绝针之一）

【定位】正脊一穴（手臂肱骨上正中央、叉横纹直上2寸）直上4寸处，在肱骨上（图5-13）。

　　【解剖位置】肝之副神经、心之副神经、脊椎神经。

　　【主治】脊椎骨膜炎（骨刺）、退化性脊椎骨增生症、僵直性脊椎不能弯曲症、坐骨神经痛、颈椎骨刺、慢性肾盂肾炎。

　　【指法】指按、指压或用硬物点按刺激，7~15分钟。

　　【经验】此3穴在临床中治疗脊椎各疾配伍正筋、正宗、正士、灵骨、大白疗效显著。对上述主治之慢性肾炎笔者配伍肾关穴疗效尚可，有待进一步验证。

　　31. 三神一穴（董氏七十二绝针之一）

　　【定位】手臂肱骨之外侧，肘尖直上1.5寸（图5-14）。

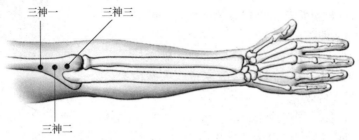

图5-14

　　【解剖位置】肾之副神经、肝之副神经、肺分支神经。

　　【主治】肾盂肾炎、蛋白尿、阳痿、早泄、腰酸、腰痛、肾结石痛、口干、喉炎、支气管炎、老人咳嗽。肾之补穴。

　　32. 三神二穴（董氏七十二绝针之一）

　　【定位】手臂肱骨之外侧，肘尖直上1.5寸的上1寸。去肘尖2.5寸（图5-14）。

　　【解剖位置】肾之副神经、肝之副神经、肺分支神经。

　　【主治】肾盂肾炎、蛋白尿、阳痿、早泄、腰酸、腰痛、肾结石痛、口干、喉炎、支气管炎、老人咳嗽。肾之补穴。

　　33. 三神三穴（董氏七十二绝针之一）

　　【定位】手臂肱骨之外侧，肘尖直上1.5寸的上2寸。去肘尖2.5寸（图5-14）。

　　【解剖位置】肾之副神经、肝之副神经、肺分支神经。

　　【主治】肾盂肾炎、蛋白尿、阳痿、早泄、腰酸、腰痛、肾结石痛、口干、喉炎、支气管炎、老人咳嗽。肾之补穴。

　　【指法】指按、指压或用硬物点按刺激，7~15分钟。

　　【经验】三神一、三神二、三神三穴，笔者在临床中曾治疗一患者，肖女士，45岁，口干数月伴腰酸，各项检查均正常，曾找中医服用六味地黄丸等滋阴药、无效，经友介绍来我院针灸治疗，笔者用此三穴配伍肾关穴，针下5分钟后患者感觉口腔有津液流出，马上不再感觉口干，同处方治疗5次后所有症状消除。

34. 神肩穴（董氏七十二绝针之一）

【定位】肩峰穴与云白穴连结之中央点。肩峰穴在肩骨缝之正中央下5分，即十四经肩髃穴下5分处。云白穴在上臂肱骨后缘，肩中穴内2寸处（图5-15）。

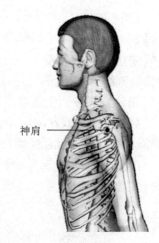

神肩

图 5-15

【解剖位置】有锁骨上神经、腋窝神经、肺分支神经、心分支神经。

【主治】小儿麻痹（特效）、脑出血、脑血栓之后遗症（半身不遂）特效，手臂麻痹，大腿内侧疼痛、麻痹（特效）。

【指法】指按、指压或用硬物点按刺激，7~15分钟。

【经验】神肩穴配伍肩中穴、建中穴、云白穴、李白穴、上曲穴、下曲穴、灵骨穴、大白穴、三重穴、肾关穴治疗中风后遗症，对于患处手臂不能动弹，五指不能伸屈者及上述诸症，笔者在临床中取得了很好疗效。

35. 三灵一穴（董氏七十二绝针之一）

【定位】位于肘窝横纹（即十四经尺泽穴）之上方，即肘窝横纹上5分处（图5-16）。

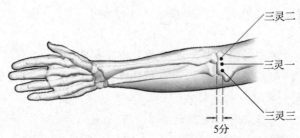

三灵二

三灵一

三灵三

5分

图 5-16

【解剖位置】前腕皮神经浅支、心之支神经、桡骨神经、肺分支神经。

【主治】急性心脏停搏（奇效）、心绞痛（特效）、胸闷（下针立解）、胸痛（透背膏肓特效）。心脏缺氧呼吸困难。

36. 三灵二穴（董氏七十二绝针之一）

【定位】位于尺泽穴外5分横纹上（图5-16）。

【解剖位置】前腕皮神经浅支、心之支神经、桡骨神经、肺分支神经。

【主治】急性心脏停搏（奇效）、心绞痛（特效）、胸闷（下针立解）、胸痛（透背膏肓特效）、心脏缺氧呼吸困难。

37．三灵三穴（董氏七十二绝针之一）

【定位】位于尺泽穴内5分横纹上（图5-16）。

【解剖位置】前腕皮神经浅支、心之支神经、桡骨神经、肺分支神经。

【主治】急性心脏停搏（奇效）、心绞痛（特效）、胸闷（下针立解）、胸痛（透背膏肓特效）、心脏缺氧呼吸困难。

【指法】指按、指压或用硬物点按刺激，7~15分钟。

【经验】此3穴笔者在临床中用三棱针浅刺或点刺出血，对上述主治均有很好的疗效。

38．三关上穴（董氏七十二绝针之一）

【定位】在外踝尖与膝盖外侧高骨直线上，中点处为三关中穴，三关中穴与膝盖高骨中点为三关上穴（图5-17）。

【主治】扁桃体炎、喉炎、喉癌（特效）、肺癌（有奇效）、腮腺炎、肩臂痛、各种肿瘤、红鼻子（特效）、青春痘、粉刺（特效）。

【针法】针刺1.0~1.5寸，或以三棱针点刺出血效果卓著。

【指法】指按、指压或用硬物点按刺激，7~15分钟。

【运用】该穴用治外科诸病颇佳，也常用于手臂肿胀热痛、网球肘、肩痹等症。

39．三关中穴（董氏七十二绝针之一）

【定位】在外踝尖与膝盖外侧高骨连线的中点（图5-17）。

【主治】扁桃体炎、喉炎、喉癌（特效）、肺癌（有奇效）、腮腺炎、肩臂痛、各种肿瘤、红鼻子（特效）、青春痘、粉刺（特效）。

【针法】针刺1.0~1.5寸，或以三棱针点刺出血效果卓著。

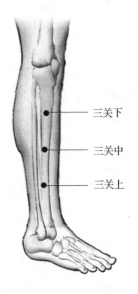

——三关下

——三关中

——三关上

图5-17

【指法】指按、指压或用硬物点按刺激，7~15分钟。

【运用】该穴用治外科诸病颇佳，也常用于手臂肿胀热痛、网球肘、肩痹等症。

40．三关下穴（董氏七十二绝针之一）

【定位】在外踝尖与膝盖外侧高骨直线上，中点处为三关中穴，三关中穴与外踝尖中点处为三关下穴（图5-17）。

【主治】扁桃体炎、喉炎、喉癌（特效）、肺癌（有奇效）、腮腺炎、肩臂痛、各种肿瘤、红鼻子（特效）、青春痘、粉刺（特效）。

【针法】针刺1.0~1.5寸，或以三棱针点刺出血效果卓著。

【指法】指按、指压或用硬物点按刺激，7~15分钟。

【运用】该穴治外科诸病颇佳，亦常用于手臂肿胀热痛、网球肘、肩痹等症。

【经验】治疗子宫颈癌，三关上、三关中、三关下穴配妇科穴（任取2穴）特效。治疗瘰疬、恶性肿瘤，三关上、三关中、三关下穴配三重穴、九里穴、灵骨穴神效（有90%以上治愈率）。在治疗子宫瘤43例中，用三关上、三关中、三关下穴配妇科穴全部治愈。在治疗瘰疬、恶性肿瘤233例中有209人治愈，另24人死亡。

【详解】

注：三关上穴、三关中穴、三关下穴称作外三关。

（1）外三关治肺系病之扁桃体炎、喉炎、腮腺炎等。对于青春痘疗效亦佳。

（2）外三关之中关与足五金接近，一能治皮肤病，再则有足五金之疗效，治肩痛及肩不能左右举抬。

（3）外三关另外尚能治手红肿、手臂肿胀发热、肘痛（中穴为主）、三叉神经痛。

41. 双龙一穴（董氏七十二绝针之一）

【定位】在外膝眼下1.5寸，胫骨外侧骨陷中（图5-18）。

【解剖位置】外侧腓腹皮神经、肺分支神经。

【主治】乳癌、乳瘤、乳腺炎、乳头炎。

42. 双龙二穴（董氏七十二绝针之一）

【定位】为双龙一穴下6分（图5-18）。

【主治】乳癌、乳瘤、乳腺炎、乳头炎。

【指法】指按、指压或用硬物点按刺激，7~15分钟。

【经验】双龙穴组笔者配伍外三关、三重穴在临床中治疗上述主治均有不同的疗效，对乳腺增生疗效极佳。

43. 木黄穴（董氏七十二绝针之一）

【定位】在其黄穴直下3寸（图5-19）。

【解剖位置】大腿神经前皮支、胆总神经、脾之神经、肝神经。

【主治】黄疸病、胆囊炎、脾大、脾脏炎、白细胞减少症及明黄穴主治各症，又为骨刺特效穴。木黄、其黄、明黄、天黄四穴除木黄外又称为上三黄穴。

【指法】指按、指压或用硬物点按刺激，7~15分钟。

【经验】木黄穴笔者在临床中治疗黄疸、胆囊炎疗效很好，如配伍上三黄对上

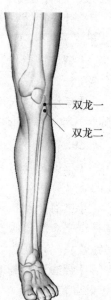

双龙一
双龙二

图 5-18

述主治疗效佳。

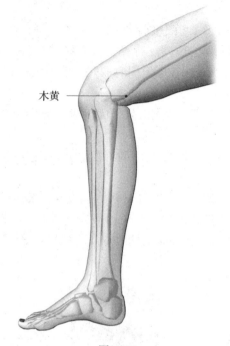

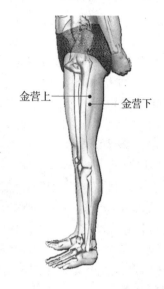

　　图 5-19　　　　　　　　　　　　　　　图 5-20

44. 金营上穴（董氏七十二绝针之一）

【定位】在中九里穴上 2 寸，向外横开 5 分处（图 5-20）。

【解剖位置】肺之神经、心分支神经、外侧大腿皮神经。

【主治】药物中毒、食物中毒、急性胃肠炎，全身痛之止痛，各种急症之急救。金营上穴也是董氏三十二解穴之一。

45. 金营下穴（董氏七十二绝针之一）

【定位】在金营上穴（在中九里穴上 2 寸，向外横开 5 分处）直下 2 寸（图 5-20）。

【解剖位置】外侧大腿皮神经、肺之神经、心之支神经。

【主治】药物中毒、食物中毒、急性胃肠炎，全身痛之止痛，各种急症之急救。金营下穴也是董氏三十二解针之一。

【指法】指按、指压或用硬物点按刺激，7~15 分钟。

【经验】金营穴组在临床中笔者经常配伍中九里，如治疗药物中毒也配伍解穴，对上述主治之症如配伍得当，均有不同的疗效。

46. 火府穴（董氏七十二绝针之一）

【定位】臀下横纹正中央直下 3 寸（图 5-21）。

【解剖位置】后大腿神经、脊椎神经、心分支神经、脑神经、肾分支神经、坐骨神经。

【主治】脊椎骨骨刺、坐骨神经痛（特效）、颈椎骨骨刺（奇效）、腰痛、背痛、后脑部挫伤、脑神经痛、项紧痛、偏头痛、胸闷、肾炎、痔疮（特效）、半身不遂、冠心病（特效）。火府、火梁、火昌三穴在临床上同时取穴，效果显著。

47. 火梁穴（董氏七十二绝针之一）

【定位】当臀下横纹正中央直下 7 寸处是穴，即火府穴下 4 寸处，亦即十四经之殷门穴下 1 寸处（图 5-21）。

【解剖位置】后大腿神经、脊椎神经、心分支神经、脑神经、肾分支神经、坐骨神经。

【主治】脊椎骨骨刺、坐骨神经痛（特效）、颈椎骨骨刺（奇效）、腰痛、背痛、后脑部挫伤、脑神经痛、项紧痛、偏头痛、胸闷、肾炎、痔疮（特效）、半身不遂、冠心病（特效）。火府、火梁、火昌三穴在临床上同时取穴，效果显著。

48. 火昌穴（董氏七十二绝针之一）

【定位】在火梁穴（当臀下横纹正中央直下 7 寸处是穴）下 3 寸。即在后腿横纹正中央（委中穴）直上 4 寸（图 5-21）。

【解剖位置】后大腿神经、脊椎神经、心分支神经、脑神经、肾分支神经、坐骨神经。

【主治】脊椎骨骨刺、坐骨神经痛（特效）、颈椎骨骨刺（奇效）、腰痛、背痛、后脑部挫伤、脑神经痛、项紧痛、偏头痛、胸闷、肾炎、痔疮（特效）、半身不遂、冠心病（特效）。火府、火梁、火昌三穴在临床上同时取穴，效果显著。

【指法】指按、指压或用硬物点按刺激，7~15 分钟。

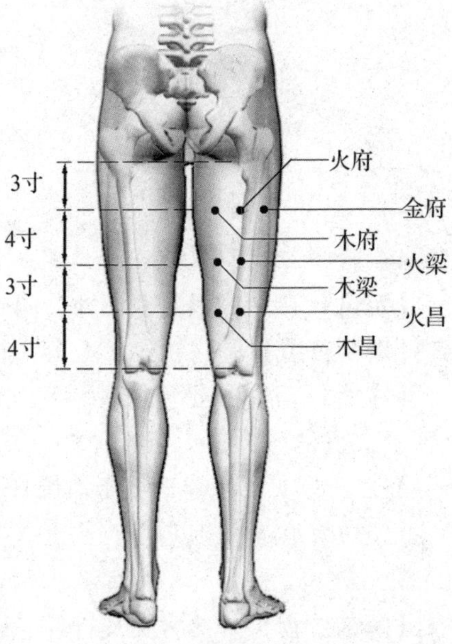

图 5-21

49. 木府穴（董氏七十二绝针之一）

【定位】在火府穴（臀下横纹正中央直下 3 寸）向内横开 2 寸（图 5-21）。

【解剖位置】后大腿神经、肝之副神经、脾之神经、闭锁神经。

【主治】坐骨神经痛、下腰痛、背痛、头痛、肝炎、痔疮、痛经、前列腺肿大、骨刺、便秘、腹泻、膀胱炎、尿道炎、腿痛、风湿性关节炎、冠心病。

50. 木梁穴（董氏七十二绝针之一）

【定位】在木府穴直下4寸（图5-21）。

【主治】坐骨神经痛下腰痛有背痛、头痛、肝炎、痔疮、痛经、前列腺肿大、骨刺、便秘、腹泻、膀胱炎、尿道炎、腿痛、风湿关节炎。

51. 木昌穴（董氏七十二绝针之一）

【定位】在火昌穴（后腿横纹正中央直上4寸）向内横开2寸，距膝横纹4寸（图5-21）。

【解剖位置】后大腿神经、肝之副神经、脾之神经、闭锁神经。

【主治】坐骨神经痛、下腰痛、背痛、头痛、肝炎、疝气、痔疮、痛经、前列腺肿大、骨刺、便秘、腹泻、膀胱炎、尿道炎、腿痛、风湿性关节炎、冠心病。

【指法】指按、指压或用硬物点按刺激，7~15分钟。

【经验】火府、火梁、火昌、木府、木梁、木昌、金府、金梁、金昌九穴为治疗坐骨神经痛、腰痛之特效穴。如配合局部刺络法，在治疗上可减少一半时间。火府、火梁、火昌三穴在临床中同时取穴，效果显著。

52. 三灵一穴（足太阳膀胱经）（董氏七十二绝针之一）

【定位】膝窝横纹正中央（膀胱经之委中穴）直上1寸（图5-22）。

【解剖位置】后大腿神经、心之神经、肺之支神经、坐骨神经。

【主治】后脑头痛、项紧痛、肩痛、背痛、胸痛胸闷（特效）、冠心症（特效）、坐骨神经痛、腰痛、腿酸、腿胀痛、抽筋（特效）。偏头痛、脑神经痛、久年头痛。

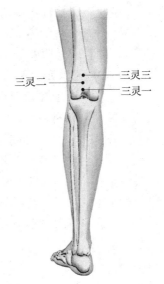

三灵二 ● 三灵三
● 三灵一

图 5-22

53. 三灵二穴（足太阳膀胱经）（董氏七十二绝针之一）

【定位】膝窝横纹正中央（膀胱经之委中穴）直上2寸（图5-22）。

【解剖位置】后大腿神经、心之神经、肺之支神经、坐骨神经。

【主治】后脑头痛、项紧痛、肩痛、背痛、胸痛胸闷（特效）、冠心病（特效）、坐骨神经痛、腰痛、腿酸、腿胀痛、抽筋（特效）、偏头痛、脑神经痛、久年头痛。

54. 三灵三穴（足太阳膀胱经）（董氏七十二绝针之一）

【定位】膝窝横纹正中央（膀胱经之委中穴）直上3寸（图5-22）。

【解剖位置】后大腿神经、心之神经、肺之支神经、坐骨神经。

【主治】后脑头痛、项紧痛、肩痛、背痛、胸痛胸闷（特效）、冠心病（特效）、坐骨神经痛、腰痛、腿酸、腿胀痛、抽筋（特效）、偏头痛、脑神经痛、久年头痛。

【指法】指按、指压或用硬物点按刺激，7～15分钟。

【经验】此三灵穴组以三棱针点刺青筋出血对上述主治疗效不错有立竿见影之效。

55. 神耳上穴（董氏七十二绝针之一）

【定位】在耳廓背面，降压沟上缘，距内侧1/3处（图5-23）。

【解剖位置】耳大神经、枕小神经、肺之神经、肝之神经。

【主治】各种急性病症之急救、心脏停搏（特效）、心脏病发作之急救、头痛、头昏、眩晕（特效）、呕吐、肝功能衰竭、四肢无力、虚脱、休克、脑出血等症之急救，胆固醇过高之头晕、胸闷（特效）、胸背痛、高血压、腰痛、晕车、晕船。神耳上穴也是董氏三十二解针之一。

【指法】指按、指压或用硬物点按刺激，7～15分钟。

【经验】三棱针点刺出黑血立即见效。

56. 神耳中穴（董氏七十二绝针之一）

【定位】在耳廓背面中央偏内侧2分处（图5-23）。

【解剖位置】肝之神经、心之神经。

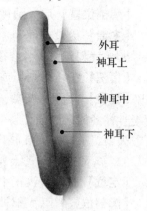

图5-23

【主治】各种急性病症之急救、心脏停搏（特效）、心脏病发作之急救、头痛、头昏、眩晕（特效）、呕吐、肝功能衰竭、四肢无力、虚脱、休克、脑出血等症之急救，胆固醇过高之头晕、胸闷（特效）、胸背痛、高血压、腰痛、晕车、晕船，兼治肝硬化，突发性耳聋。神耳中穴也是董氏三十二解针之一。

【指法】指按、指压或用硬物点按刺激，7～15分钟。

【经验】三棱针点刺出黑血立即见效。

57. 神耳下穴（董氏七十二绝针之一）

【定位】在耳廓背面、降压沟下缘、距内侧1/3处（图5-23）。

【解剖位置】肾之神经、肝脾神经。

【主治】各种急性病症之急救、心脏停搏（特效）、心脏病发作之急救、头痛、头昏、眩晕（特效）、呕吐、肝功能衰竭、四肢无力、虚脱、休克、脑出血等症之急救，胆固醇过高之头晕、胸闷（特效）、胸背痛、高血压、腰痛、晕车、晕船，兼治肾炎、腰脊痛、子宫下垂。神耳下穴也是董氏三十二解针之一。

【指法】指按、指压或用硬物点按刺激，7～15分钟。

【经验】三棱针点刺出黑血立即见效。

58. 外耳穴（董氏七十二绝针之一）

【定位】在金耳穴（在耳壳背之外缘上端）上 3 分偏外侧 2 分（图 5-23）。

【解剖位置】肾之神经、肝之神经。

【主治】心律不齐、心悸、中风昏迷之急救、头痛、低血压、头晕、头昏眼花。

【指法】指按、指压或用硬物点按刺激，7~15 分钟。

【经验】三棱针点刺出黑血立即见效。

59. 土灵穴（董氏七十二绝针之一）

【定位】在通胃穴直后 1 寸（图 5-24）。

【解剖位置】大腿神经、脾神经、肝之神经。

【取穴】当通胃穴向后横开 1 寸处是穴。

【主治】恶性贫血（再生不良性贫血症）、血癌（白细胞过多或过少症），急救用。

【指法】指按、指压或用硬物点按刺激，7~15 分钟。

【经验】土灵穴在临床中治疗贫血症，笔者曾配伍灵骨、大白、土昌等穴效果尚可。

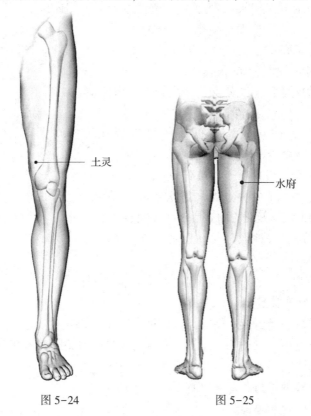

图 5-24　　　　　　　　　图 5-25

60. 水府穴（董氏七十二绝针之一）

【定位】在火府穴向内横开 2 寸，距臀横纹 3 寸（图5-25）。

【解剖位置】后大腿神经、肝之副神经、脾之神经、闭锁神经。

【主治】坐骨神经痛、腰痛、背痛、头痛、肝炎、疝气、痔疮、经痛、骨刺、便秘、膀胱炎、尿道炎、腿痛、风湿性关节炎、冠心病。

【针法】直针1.5~3.0寸。

【指法】指按、指压或用硬物点按刺激，7~15分钟。

【经验】水府穴配伍火府、火梁、火昌、木府、木梁、木昌在临床中对上述主治均有不同的疗效，有待验证。

【注】此穴和木府穴取穴位置基本相同，董公又为何取名水府穴，让笔者百思不得其解，还望业内老师给予明示，谢谢。

61. 三圣一穴（董氏七十二绝针之一）

【定位】在脚底正中央点处（足跟方向）往前上1寸，即十四经涌泉穴后1寸（图5-26）。

【解剖位置】脚底神经分支、心之神经、肾之副神经、脑神经。

【主治】高血压（特效）、低血压过高症（特效）、脑出血、脑血栓。

62. 三圣二穴（董氏七十二绝针之一）

【定位】在脚底正中央点处，即十四经涌泉穴后2寸（足跟方向）（图5-26）。

【解剖位置】脚底神经分支、心之神经、肾之副神经、脑神经。

【主治】高血压（特效）、低血压过高症（特效）、脑出血、脑血栓。

63. 三圣三穴（董氏七十二绝针之一）

【定位】在脚底正中央点处（足跟方向）往后1寸。即十四经涌泉穴（足跟方向）后3寸（图5-26）。

【解剖位置】脚底神经分支、心之神经、肾之副神经、脑神经。

【主治】高血压（特效）、低血压过高症（特效）、脑出血、脑血栓。

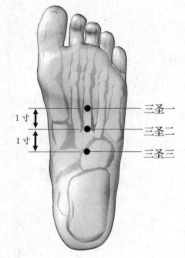

图 5-26

【指法】指按、指压或用硬物点按刺激，7~15分钟。

【经验】三圣一、三圣二、三圣三穴同时下针对高血压疗效确切。

64. 分枝上穴（董氏三十二解穴之一）

【定位】当肩胛骨与肱骨叉口直下1.5寸是穴。

【解剖位置】内分泌神经、肝之神经。

【主治】药物中毒、蛇等虫毒、狐臭、口臭、糖尿病、疯狗咬伤、小便痛，血淋、性病之淋病、梅毒、食物中毒、服毒自杀（轻者可治、重者难医）、煤气中毒、原子灰中毒、胸痛。

【刺法】直刺 1.0~1.5 寸（图 5-27）。

65. 分枝下穴（董氏三十二解穴之一）

【定位】在分枝上穴直下 1.5 寸。（图 5-27）。

【解剖位置】内分泌神经、肺分支神经、乳神经。

【主治】药物中毒、蛇等虫毒、狐臭、口臭、糖尿病、疯狗咬伤、小便痛，血淋、性病之淋病、梅毒、食物中毒、服毒自杀（轻者可治、重者难医）、煤气中毒、原子灰中毒、胸痛，兼治乳腺炎。

【刺法】直刺 1.0~1.5 寸。

66. 分枝中穴（董氏三十二解穴之一）

【定位】在分枝下穴向内横开 6 分（图 5-27）。

【解剖位置】内分泌神经、肺分支神经、乳神经。

【刺法】直刺 1.0~1.5 寸。

【指法】指按、指压或用硬物点按刺激，7~15 分钟。

【经验】分枝组穴，笔者在临床中对上述部分主治做过临床，效果尚可。

67. 前会穴（董氏三十二解穴之一）

【定位】当正会穴（百会）前 1.5 寸处是穴（图 5-28），即十四经之前顶穴后 5 分处。

【解剖位置】前头神经、脑之副神经。

【主治】头昏、眼花、脑涨、神经衰弱、中风昏迷不醒、半身不遂。以三棱针点刺立即见效，前会穴对不省人事之病患有使其立即复苏之效，四肢颤抖（舞蹈症）之特效穴。

【刺法】使用三棱针点刺出血。

【指法】指按、指压或用硬物点按刺激，7~15 分钟。

【经验】正会、前会、后会、镇静四穴为治疗神经衰弱、失眠之特效穴，也是治疗四肢颤抖（舞蹈症）的特效配穴。

68. 足解穴（董氏七十二绝针之一）

【定位】在膝盖骨侧上角直上 1 寸之间向前横开 3 分（图5-29）。

【解剖位置】心脏敏感神经及血管。

【主治】扎针后气血错乱、血不归经，下针处起包、疼痛，或是西医注射后引起之疼痛，跌打损伤，脚扭伤、精神刺激而引起之疼痛，疲劳过度之疼痛，药物过敏、食物中毒。

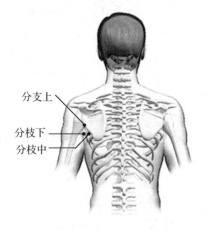

分支上
分枝下
分枝中

图 5-27

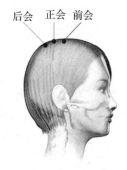

后会　正会　前会

图 5-28

【运用】下针后将针缓缓转动，病痛解除即取针，留针时间以8分钟为限。如患者晕针不省人事，即将其口张开，以扁针、筷子、汤匙或手指按其舌根，稍用力重压三下，见其欲呕吐时，以凉水洗其头，并以湿毛巾覆盖其头部，令饮凉开水半杯即醒，受刑休克者也可此法解之。如患霍乱引起休克，可用凉水洗头，使其恢复知觉，然后用药治之。

【指法】指按、指压或用硬物点按刺激，7~15分钟。

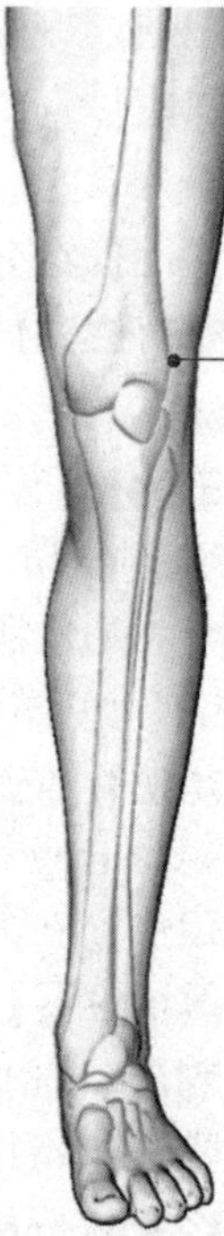

69. 手五金穴（董氏三十二解针之一）

【定位】上臂尺骨外侧，当腕横纹上6.5寸（图5-30）。

【解剖位置】肝分支神经、肺分支神经。

【主治】坐骨神经痛、手脚麻木（特效）、小腿发胀、脚痛、胆固醇过多、针口痛、项痛、头痛、腹痛、药物中毒、食物中毒、疮疡毒。手五金穴配伍手千金穴治疗手脚麻木有特效。

【刺法】直刺0.5~1.5寸。

【指法】指按、指压或用硬物点按刺激，7~15分钟。

70. 手千金穴（董氏三十二解针之一）

【定位】上臂尺骨外侧，手五金穴上1.5寸处（图5-30）。

【解剖位置】肺分支神经、肝分支神经。

【主治】坐骨神经痛、手脚麻木（特效）小腿发胀、脚痛、胆固醇过多、解针口痛、项痛、头痛、腹痛、药物中毒、食物中毒、疮疡毒。手千金穴配伍手五金穴治疗手脚麻木有特效。

【刺法】直刺0.5~1.5寸。

【指法】指按、指压或用硬物点按刺激，7~15分钟。

足解

图 5-29

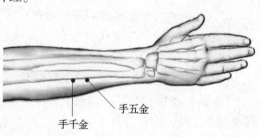

手五金

手千金

图 5-30

【运用】手五金穴和手千金穴的位置约距三焦经走向外开0.5寸，两穴均需抚胸取穴，两穴同用忌双手同时取穴。杨维杰常用治少阳经走向之坐骨神经痛及小腿胀痛酸麻，手千金穴治疗手臂疮疡初起特效。

【详解】

（1）临床中常用治少阳经走向之坐骨神经痛及小腿胀痛酸麻，手千金穴单独治疗手臂疮疡初起特效。

（2）此二穴在手太阳与手少阳中间，筋下骨前，因此筋骨并治而通于肝肾。

【经验】此二穴在临床中对上述主治疗效尚可，对于其他疾病的疗效有待于进一步验证。

71. **手解一穴**（董氏三十二解穴之一，为董氏三十二解穴之首）

【定位】于小指掌骨与无名指掌骨之间，握拳时小指尖所触之处，距掌指横纹1寸的下5分为手解一穴（图5-31）。

【解剖位置】敏感神经，正中神经。

【主治】解晕针，或下针以后引起之麻木、针口痛、气血错乱之刺痛、坐骨神经痛（下针立解）、腰痛、三叉神经痛、全身痛、开刀后伤口疼痛，又解食物中毒、药物中毒、急性胃肠炎疼痛难忍、拔牙时麻醉止痛、子宫手术之麻醉止痛（当麻醉使用，需配心灵穴）。二穴兼能治胆疾、胆石症、胆囊炎、神经麻痹。针下立解，或以三棱针出血即解。手解穴为最佳之止痛穴，故治疗肺癌、鼻癌时必须加针本穴。

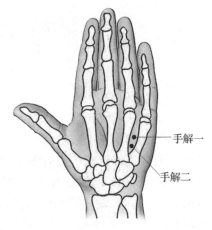

手解一
手解二

图 5-31

【刺法】直刺2~8分，针下立解。

72. **手解二穴**（董氏三十二解穴之一，为董氏三十二解穴之首）

【定位】手掌朝上，于小指掌骨与无名指掌骨之间，握拳时小指尖所触之处，距掌指横纹1寸的上5分为手解二穴（图5-31）。

【解剖位置】敏感神经，正中神经。

【主治】解晕针，或下针以后引起之麻木、针口痛、气血错乱之刺痛、坐骨神经痛（下针立解）、腰痛、三叉神经痛、全身痛、开刀后伤口疼痛，又解食物中毒、药物中毒、急性胃肠炎疼痛难忍、拔牙时麻醉止痛、子宫手术之麻醉止痛（当麻醉使用，需配心灵穴）。二穴兼能治胆疾、胆石症、胆囊炎、神经麻痹。针下立解，或以三棱针出血即解。手解穴为最佳之止痛穴，故治疗肺癌、鼻癌时必须加针本穴。

【刺法】直刺2~8分，针下立解。

【指法】指按、指压或用硬物点按刺激，7~15分钟。

【经验】手解穴即心经之少府穴，少府为心经（属火）之荥穴（属火），为"火中之火"穴，强心及温阳之作用甚强，故能解晕针。又《内经》曰："病变于色者取之荥。"晕针时脸色必变，针心经之荥穴甚为有效，此亦手解穴能解晕针之理。手解穴对皮肤瘙痒有镇定止痒之功，一则诸痛痒疮皆属于心，一则本穴为荥火穴，能清火（盖皮肤痒疹多属火大之病），此二穴如配伍得当对上述主治疗效极佳。

小结：董氏七十二绝针，笔者穴穴验证，有时在临床中既让笔者惊叹之疗效，又让笔者茫然，但针针有效并超过笔者的想象，望董针爱好者亲自实践。笔者运用董氏奇穴临床多年，深感董针之神奇，感恩！

第六章　杨维杰老师董氏奇穴临证治验

引言：杨维杰老师为针灸泰斗董景昌之嫡传弟子、中医泰斗刘渡舟、易学泰斗朱伯昆之博士。拥有北京大学博士、北京中医药大学博士等学位。

杨维杰出生于山东青岛，长于中国台湾，现长居美国加州。20 余岁即为许多名人、巨贾富商等诊病，当时即有"国医"之称。31 岁即被选派代表国家赴新加坡教授针灸及《伤寒论》，35 岁前即已完成《内经译解》（两本）、《针灸经纬》、《针灸经穴学》、《五输穴研究》、《董氏奇穴发挥》、《中医学概论》等（每本平均超过50 万字，发行 20 版以上），畅销东南亚及东北亚，40 岁前即有大师之称，如今著作非常畅销。

杨维杰老师曾受邀在北京、上海、南京等中医药大学及其他国家知名大学讲课，是最先发扬董氏奇穴并将其推向世界之医师。中国推其为"将董氏奇穴继承发展推向辉煌"，韩国推其为"融东方哲学与医学于一体的当代大医""韩国大医系顶尖之医师"，并在国际享有极高之声誉。

一、头部疾病

（一）头痛

1. 大白穴甚效，配中白或三叉穴更佳。

2. 针侧三里、侧下三里，并针肾关，留针 45 分钟，轻症二三次，重症四五次，即可不发。治慢性久年头痛甚好。

3. 针灵骨、合谷，立可缓和疼痛。

4. 背部五岭穴点刺放血，亦可立止头痛。

5. 太阳穴刺血最特效，久年头痛轻则一两次，重则三四次痊愈。

6. 脚面血管放血，立止头痛。

（二）偏头痛

1. 针侧三里、侧下三里，效果佳。

2. 针七里、九里、中九里（风后）、偏头穴，效果亦佳。

3. 三重、四花外点刺出血，亦可立止疼痛。

4. 太阳穴部位疼痛，针门金甚佳。

5. 太阳穴点刺特效，久年偏头痛轻则一次，重则两三次可愈。

6. 水曲穴。

7. 脚面偏头区血管放血，效果甚佳。

（三）后头痛

1. 冲霄放血，立止疼痛。

2. 针后头、正筋、正宗效果亦佳。

3. 委中刺血甚效，治久年后头痛尤佳。

4. 后头区点刺放血，立即止疼痛。

（四）前头痛（眉棱骨痛、鼻骨高、阳明头痛）

1. 天皇或肾关皆甚效。

2. 针通天、火菊、前头效果良好，立止疼痛。

3. 四花中、印堂部位点刺放血，效果亦佳。

4. 五虎一、五虎三亦效。

5. 脚面前头区点刺放血，立即止疼痛。

6. 四腑一、四腑二配上里穴点刺放血，也可止疼痛。

（五）头晕

1. 灵骨治头晕甚效。

2. 血压高引起的头晕，先在背部五岭穴点刺放血，再针火硬，立降血压，并止晕眩。血压低的头晕亦效。

3. 脑供血不足的头晕，针通关、通山、通天。

4. 后头区点刺放血。

＊针双合谷，涌泉后 2.5 寸，立降血压，曲池"丁"字刺亦可。

＊脑供血不足、头晕，针列缺透太渊，配灵骨特效（水通、水金配通山、通天效果亦佳）。

（六）神经衰弱

1. 针正会、前会、后会，镇静效果良好。镇静，再在三重穴放血。

2. 针上三黄与下三皇效果亦佳。

3. 心脏区、前头区、偏头区、三重穴，点刺放血，效果甚佳。

（七）脑膜炎

1. 三重，用倒马针法。
2. 四花外点刺，再针正筋。
3. 针正筋、正宗、三重，效果佳。
4. 脚面及膝以下点刺放血，效果良好。
5. 后头区点刺放血，效果卓著。

（八）脑瘤

1. 先针州昆、州仑，再在三重穴用倒马针法。
2. 上瘤配正筋、正宗，效果良好。
3. 先针上三黄，再针三重。

（九）脑部水肿

针三黄、正筋、正宗配上瘤，效果更佳。

（十）脑积水

针正筋、正宗、上瘤，有良好效果。

（十一）外感头痛

1. 针地宗、腑格三穴、合谷、灵骨。
2. 背部感冒的放血特效。

（十二）内伤头痛

1. 头区、偏头区、后脑区点刺放血。
2. 背部五岭穴放血。
3. 如有肿胀受伤处可直接点刺放血。

（十三）脑震荡

1. 要针后脑区、冲霄点刺放血，效果显而易见。
2. 针脑干、脑点、正筋、正宗（强刺激）效果良好。

（十四）手针、头痛特效针法

1. 灵骨、大白、重魁：治感冒、头痛、发高烧。
2. 灵骨、反后：治头痛、背痛、颈酸痛。

前头痛：灵骨、合骨配前头穴。

项头痛：灵骨、大白配项头穴。

偏头痛：灵骨、太白配偏头穴。

后头痛：灵骨、大白、反后配后头穴。

二、眼部疾病

（一）视力模糊（视物不清）、高血压引起眼花

1. 后头区及五岭穴放血，效果甚佳。

2. 肾关、光明亦甚好。

3. 耳背穴点刺更佳。

4. 针下三皇、双合谷，曲池"丁"字刺亦可。

（二）针眼

1. 针灵骨，左右交刺，一两次即愈。

2. 耳尖点刺出血少许，效果亦佳。

3. 太阳穴点刺出血，效果尤佳。

4. 脾俞、胃俞点刺出血，效果亦佳。

（三）目赤（角膜炎）

1. 耳尖点刺，效果甚佳。

2. 充血重，太阳穴刺血尤佳。

3. 背部五岭穴点刺。

4. 针火主穴有效。

5. 针驷马穴有效。

6. 背部肝区点刺放血，效果甚佳。

7. 针三黄穴配上白穴、大白穴。

8. 耳针目1、目2、肝，效果良好。

（四）目干涩

1. 木穴效果很好。

2. 明黄、其黄配光明有效。

3. 配复溜、光明，效更佳。

（五）两眼睁不开

1. 花骨一穴，配三叉、火菊。
2. 针光明、人皇。
3. 针门金特效。

（六）沙眼

睑内皮上的红点，用针点刺出血，效果很好。

（七）视线模糊（视四指如五指）

1. 针光明，留针，捻转即愈。加针复溜，效更佳。
2. 针上三黄，目1、目2，效果甚佳。
3. 肾区，两侧点刺放血，亦可见效。

（八）散光

1. 针中白、下白有效。
2. 肾关、光明有效。
3. 目1、目2、肝。

（九）眼球喎斜

1. 针上三黄、下三皇有效。
2. 太阳穴点刺出血极有效。
3. 目1、目2、肝。

（十）白内障

1. 针下三皇，长期治疗有卓效。
2. 肾关、光明。

（十一）夜盲

针夜盲穴特效。

（十二）迎风流泪

1. 针木穴特效。
2. 针下三黄，效果亦佳。
3. 久年老病，可于三重穴先行点刺出血。

4. 花骨一穴（四针）特效。

（十三）眼肌震颤

1. 针腕顺一、腕顺二。
2. 针侧三里、侧下三里、肾关。
3. 针风市、复溜。
4. 针上泉、中泉、下泉。

（十四）青光眼

1. 火硬、火主甚效。
2. 针下三皇、光明，有卓效。

（十五）飞蚊症

针肾关、光明。

（十六）视神经萎缩

1. 太阳穴点刺出血。
2. 针肾关、光明。

（十七）眼睛看不见字

1. 于腰肾部两侧点刺放血（肾区）立即见效。
2. 心脏区、前头区点刺放血。
3. 针上三黄配通天、通心特效。

（十八）眉棱骨痛

1. 上里穴放血，立可止住疼痛。
2. 针天皇、肾关特效。

（十九）眼跳

针侧下三里，效果特佳。

三、鼻部疾病

（一）鼻干症

1. 针驷马。

2. 针木穴。

（二）鼻塞

1. 感冒鼻塞，针肩中，有卓效。
2. 侧三里留针半小时，亦有效。
3. 针门金亦有效。
4. 针木穴有效。
5. 针火腑海亦有效。

＊背部五岭穴点刺，立即通畅。

（三）鼻过敏

1. 针驷马、通天、通关。
2. 针木穴。
3. 针大白、火主。

（四）酒渣鼻

1. 正本用三棱针或七星针点刺出血，三四次即愈。
2. 背部脾俞、胃俞点刺出血亦有卓效。

（五）流鼻血

1. 针肩中立止，太冲效果亦佳。
2. 针火主穴有效。
3. 针六完穴有效。

＊少商点刺出血。

（六）蓄脓症

鼻子蓄脓使用木穴的效果很好，驷马也不错。

（七）鼻膜炎（含过敏性鼻炎、慢性鼻炎）

针驷马、灵骨、迎香、通天及通关穴。

四、耳部疾病

（一）中耳炎

1. 外踝上 2 寸处，青筋血管点刺出血。

2. 制污穴点刺出血。

3. 针腕顺一、腕顺二配三重。

（二）耳朵痛

1. 侧三里、侧下三里刺血。

2. 三重、四花外穴同时点刺放血。

3. 针三叉三。

4. 针驷马。

（三）耳内胀

1. 针曲陵、中白。

2. 针三叉三。

（四）耳鸣

1. 泻驷马，补肾关。

2. 泻曲陵，补明黄。

3. 针驷马、无名（外踝周围）泻血。

4. 腕顺一、腕顺二穴。

5. 针中九里。

6. 针灵骨。

7. 针三叉三。

8. 脚膝以下，外侧有青筋者，点刺放血。

9. 肾引起，针驷马、肾关、腕顺一、腕顺二。

10. 肝、胆引起针三黄、三重。

（五）聋哑

1. 三重放血，再驷马6针同下。

2. 总枢点刺出血。

3. 针失音。

4. 项部七星穴点刺放血。

5. 外踝以上点刺放血。

（六）耳下腺炎

1. 患部及三重放血。

2. 针三重、侧三里、侧下三里。

3. 针少商、足临泣、侠溪。

五、口齿疾病

（一）下颌骨痛（口不能张）

1. 针火硬，配解溪效果更佳。
2. 耳背点刺。
3. 太阳穴点刺尤佳。
4. 患部点刺放血。

（二）口眼㖞斜（颜面神经麻痹）

1. 四花外点刺再针侧三里、侧下三里。
2. 三重点刺，再针驷马、通肾。
3. 患侧口腔黏膜点刺最特效。
4. 患侧耳尖点刺也有效。
5. 患部点刺放血。

（三）舌强难言（中风失语）

1. 针肩中，配商丘更佳。
2. 总枢穴浅针或点刺出血。
3. 针水金、水通。
4. 针上三黄、肩中、地宗。
5. 背、颈、项点刺放血。

（四）舌下垂

1. 针侧三里、侧下三里、喉健穴配灵骨有效（可于金津、玉液点刺出血效果更佳）。
2. 耳尖点刺出血。
3. 患部点刺放血。

（五）口内生疮

1. 四花中点刺，针四花上。
2. 上唇、下唇点刺。
3. 太阳穴点刺。

4. 耳尖点刺。

5. 少商、四花中、口齿区点刺放血。

（六）牙痛

1. 针灵骨，交刺侧三里、侧下三里。
2. 针四花外也有效。
3. 脚背点刺。
4. 阳陵泉、四周放血特效。
5. 针侧三里、合谷更佳。
6. 口齿区点刺放血。

（七）舌咽喉肿

三重、少商点刺放血。

（八）唇生疮

1. 阴棱泉至血海直线上，青筋放血。
2. 口齿区点刺放血。

六、颜面疾病

（一）颜面神经痉挛

1. 针侧三里、侧下三里及中九里（风市）有效。
2. 针驷马。
3. 针腕顺一、腕顺二。
4. 患部点刺放血。

（二）面麻

1. 三重放血，针侧三里、侧下三里。
2. 针风市、侧三里。
3. 患部点刺放血。
4. 针三重、地仓透颊车。
5. 针中泉、上泉、下泉。

（三）颧骨疼痛

1. 三重点刺出血。

2. 针侧三里、侧下三里。

3. 患部点刺放血。

（四）三叉神经痛

1. 侧三里，侧下三里（外膝眼）。

2. 针木斗、木留。

3. 针大白。

4. 针腕顺一、腕顺二。

5. 久病可在太阳穴点刺。

七、咽喉疾病

（一）鱼骨刺喉

针足千金有特效。

（二）喉痛

1. 耳背青筋放血，三商也放血。

2. 三重放血。

3. 足千金放血。

4. 针土水二、三叉三治急性喉痛甚效。

5. 针火硬穴甚效。

6. 针喉健穴，足三里、合谷。

（三）扁桃体发炎

1. 三商放血。

2. 针三重、合谷。

3. 阴棱泉至血海，青筋点刺放血。

（四）发音无声

总枢点刺放血。

八、颈项疾病

（一）瘰疬

1. 针三重、六完，取患侧穴位甚效。
2. 三重放血，再针承扶、秩边，效果极佳。
3. 膝以下外侧、肺区放血。
4. 针肩髃穴、三重穴立即消下。

（二）甲状腺肿大

1. 针驷马穴。
2. 针足千金、足五金。
3. 三重刺血。
4. 肿部点刺放血。
5. 针三重、侧三里。

（三）甲状腺眼突

1. 驷马。
2. 足千金、足五金。
3. 三重点刺。

（四）颈项皮肤病

1. 针驷马、肩中特效。
2. 针正筋、正宗、人皇特效。
3. 耳尖刺血。

（五）项强

1. 针正筋、正宗、人皇，立能转侧。
2. 花骨一穴。
3. 上白、中白。
4. 胆固醇引起：后头区点刺放血。

（六）痄腮（腮腺炎或耳下腺炎）

1. 耳背放血。

2. 四花外点刺。

3. 三重点刺。

（七）肩颈痛

1. 针肾关，四花上。

2. 针重子、重仙。

3. 针髀关。

（八）落枕

1. 针重子、重仙。

2. 针正筋、正宗。

3. 针木留。

4. 针上白、中白。

（九）大颈疱

1. 先于三重点刺放血。

2. 再针侧三里，侧下三里。

3. 针足千金，足五金。

九、上肢疾病

（一）手指麻

1. 针肾关、复溜特效。

2. 针火菊有效。

3. 针九里。

4. 针木斗、木留。

5. 对侧五虎一穴。

6. 双凤穴点刺有效。

7. 针上三黄、手足四缝穴。

（二）食指痛

1. 健侧的五虎一穴针刺特效。

2. 四花中穴针刺效果也不错。

（三）手酸

1. 针刺健侧的侧三里、侧下三里。
2. 针曲池、手三里、灵骨、手千金。
3. 针手五金、地宗、合谷。

（四）腱鞘炎

1. 五虎一穴甚效。
2. 侧三里穴有效。

（五）中指麻

1. 胆穴、通关、通山有效。
2. 内关甚效。

（六）指关节痛

1. 针五虎一特效。
2. 针人士穴有效。
3. 针五虎穴配三黄穴特效。

（七）腕关节痛

1. 针侧三里、侧下三里特效。
2. 针腕顺一、腕顺二甚效。

（八）肩臂不能举

1. 针肾关特效（对侧）。
2. 针四花上（同侧、对侧）皆效。
3. 针四花中（同侧）甚效。
4. 针足千金、足五金特效。
5. 花骨二穴有效。
6. 泻曲陵穴甚效。
7. 针环跳、灵骨、反后立即见效。
8. 肺区点刺放血。

（九）手痛不能握物

1. 针对侧侧三里、侧下三里。

2. 针重子、重仙。

3. 针肾关。

4. 针公孙透涌泉，立即可握。

5. 针三黄、通肾、通胃。

6. 后溪透劳宫（对侧）。

（十）肩关节扭伤

1. 针法同肩臂不能举。

2. 针肩中穴。

（十一）肩凝（五十肩）

1. 针法同肩臂不能举。

2. 针肩中也有效。

（十二）肩痛

1. 针法与肩凝相同。

2. 针肾关、九里。

（十三）肩峰痛

1. 针通肾、通胃、通背。

2. 针九里、侧下三里。

3. 针肾关甚效。

4. 针重子、重仙也效。

（十四）上臂痛

1. 针对侧侧三里、六完有效。

2. 针肾关甚效。

3. 针膝眼甚效。

4. 四花中点刺出血甚效。

5. 针七里、九里甚效。

6. 患部点刺放血。

7. 针灵骨、曲池也可。

8. 针三黄、环跳。

（十五）肘关节痛

1. 针刺灵骨特效。
2. 针对侧火腑海甚效。
3. 针中九里甚效。
4. 针四花中也特效。

（十六）手抽筋

针对侧火山或中白亦可。

（十七）两手拘挛

1. 泻曲陵，针肾关。
2. 针重子、重仙。

（十八）拇指不能弯曲

针上三黄、肩中特效。

（十九）手掌不能弯曲

1. 针人皇及上 2 寸一穴，配三黄，立即见效。
2. 针侧三里、侧下三里特效。

十、下肢疾病

（一）坐骨神经痛

1. 针灵骨、大白、三叉特效。
2. 鼻翼针刺特效。
3. 金林点刺出血。
4. 委中青筋点刺出血。
5. 针上曲、下曲、云白效果甚佳。
6. 患部至委中，周围点刺放血。

（二）大腿痛

1. 针三叉、中白、下白特效。
2. 金林点刺。

3. 针七里、九里。

4. 患部有青筋者，点刺放血。

（三）脚抽筋

1. 针正筋有效。

2. 针次白。

3. 针肝门。

4. 后脑区点刺放血。

5. 针中白、下白、三叉、胆穴特效。

（四）足跟痛

1. 针灵骨甚效。

2. 针五虎五。

3. 委中点刺出血（放血）特效。

（五）足酸难行（小腿部的病变）

1. 针次白或是在委中上的青筋放血。

2. 精枝点刺出血。

（六）腿软无力

1. 针肩中、通天特效。

2. 针木枝效亦佳。

3. 针水金或水通也效。

4. 背部五岭点刺放血。

5. 针正会、肩中、通天、三黄。

（七）腿麻

1. 针驷马，再针对侧、肩中、中九里。

2. 脚面及委中腺，青筋点刺出血。

（八）脚趾麻

1. 针下三皇。

2. 针五虎三。

3. 双凤穴点刺出血。

4. 针手八邪、三叉。

5. 患部点刺放血。

（九）腿冷痛

1. 针木火。
2. 针肩中穴及九里。
3. 双凤点刺出血。
4. 针通天、通胃。
5. 针背五岭。
6. 针三黄、通关、通天。

（十）膝盖冷痛

1. 针单侧通天、通山。
2. 针肩中。
3. 三金点刺出血（放血）甚效。
4. 膝盖部用梅花针点刺放血。
5. 背部膏肓腺点刺放血。

（十一）膝盖痛

1. 针肩中特效。
2. 三金点刺对久年膝盖痛特效。
3. 针中间。
4. 针胆。
5. 针心门。
6. 针木火。
7. 针四花中、四花下（贴骨削骨针）。

（十二）脚踝扭伤

1. 针小节特效。
2. 针五虎四穴。
3. 委中点刺出血特效。
4. 患部点刺放血。
5. 针三黄、五虎。

（十三）脚痛

1. 针九里。

2. 五虎三穴、四穴。

3. 后溪透劳宫，配三黄特效。

4. 患部青筋点刺放血。

5. 背部2寸、4寸、6寸，点刺放血。

（十四）小腿胀痛（酸痛）

1. 针次白穴特效。

2. 针肩中穴。

3. 精枝穴放血尤佳。

4. 针胆穴、中白、下白特效。

5. 患部青筋点刺放血。

（十五）大腿酸痛

1. 针三叉甚效。

2. 针肩中。

3. 针七里、九里。

4. 针水通、水金。

5. 背面穴的周围刺血甚效。

6. 金林穴点刺。

（十六）脚趾痛

针五虎三。

（十七）腿部风湿痛

1. 腿部青筋、点刺放血。

2. 三黄配中九里。

（十八）腿部忽然肿胀疼痛

背部2寸、4寸、6寸，点刺放血。

十一、胸腹疾病

（一）胸腹侧痛

1. 针驷马，倒马针法。

2. 膝下外侧、肺区点刺放血。

3. 针驷马配灵骨。

（二）胸膜炎

1. 四花中点刺，再针驷马。

2. 膝下外侧、肺区点刺放血。

3. 针驷马配灵骨。

（三）小腹侧痛

1. 针驷马、通天、通胃。

2. 针门金、火菊、侧三里、侧下三里。

3. 针驷马穴配灵骨、下三皇、通肾、通胃。

（四）肋膜炎（肋间神经痛）

1. 针驷马配灵骨。

2. 四花中外点刺出血。

3. 膝下外侧、肺区点刺放血。

（五）腹中绞痛（绞肠痧）

1. 腑肠二十三穴点刺放血。

2. 膝下肺区点刺放血。

3. 针四花中、四花外。

（六）胸闷

1. 火山、火陵同时下单手下针，配驷马中。

2. 四花中点刺甚佳。

3. 膝下青筋点刺放血。

4. 背部、心肺区点刺放血。

（七）少腹痛

1. 针门金。

2. 针火菊。

3. 曲陵点刺。

4. 四花中、四花外点刺。

5. 配驷马中特效。

（八）肚脐周围痛、腰痛

1. 腕顺一、腕顺二。
2. 中白、下白。

（九）大肠部胀痛

1. 针门金。
2. 金肠门。
3. 针三黄、肠门。
4. 手背、食指与中指、指骨缝间（上白下5分）。

（十）胸部受伤

1. 针驷马穴配灵骨。
2. 四花中、外点刺亦佳。
3. 新伤亦可针解穴。
4. 膝下心肺区点刺放血。
5. 背部点刺放血。

（十一）胸部任脉在线痛

针水相穴。

（十二）胸连背痛

1. 针驷马。
2. 针重子。
3. 针肾关。
4. 针上白。

（十三）妇科病（子宫发炎）

1. 妇科、云白、李白。
2. 姐妹三穴配通天。

十二、腰背疾病

（一）背痛

1. 单背痛（单边背痛），针重子、重仙立止痛。
2. 双背痛，针正士、博球。
3. 针通背穴也效。
4. 针驷马穴也特效。
5. 承山穴配正筋、正宗特效。
6. 针灵骨，配驷马穴也效果佳。
7. 重子、重仙配中九里，效果卓著。
8. 患部地区点刺放血。

（二）背连下腿痛

1. 针马快水甚效。
2. 背痛及腰痛向腿部放射痛，常用马快水穴。

（三）肩背痛

1. 针重子、重仙穴特效。
2. 针通肾、通胃、通背也特效。
3. 针三黄、灵骨、反后。
4. 患部及三重穴点刺放血。

（四）背脊畸形

1. 针明黄、其黄、通天有效。
2. 针三黄、通天，下针有效。
3. 患部点刺放血后拔罐特效。

（五）脊椎骨刺

1. 委中点刺甚效，配合针明黄更佳。
2. 针九里、腕顺一穴也特效。
3. 针四花中、副穴（四花中、副穴一起贴骨进针，这叫作削骨针）。

（六）脊椎压痛

1. 委中点刺甚效，配合针明黄更佳。

2. 针九里、腕顺一穴也特效。

3. 针四花中、副穴（贴骨进针，即削骨针）。

4. 患部点刺放血配针三黄穴。

5. 针七里穴、中九里、中白、灵骨、大白特效。

（七）脊椎闪痛

1. 针刺正筋、正宗、博球有效。

2. 委中穴点刺特效。

3. 七里、九里。

4. 患部及后脑区，点刺放血。

（八）腰痛

1. 灵骨、大白甚效。

2. 二角明甚效（向小指方向针）。

3. 委中放血甚效，或患部点刺放血。

4. 马金水穴甚效。

5. 水金、水通有效。

6. 下三皇也有效。

7. 针中白、上白、灵骨、下白。

8. 中九里、委中、腕顺一、腕顺二穴。

（九）肾虚腰痛

1. 腕顺一、腕顺二穴配中白，效果良佳。

2. 水通、水金有效。

3. 肾关配复溜也甚效。

4. 马金水或马快水也有效。

5. 通肾、通胃、驷马中穴合之。

（十）闪腰岔气

1. 针马金水、水通有效。

2. 针二角明。

3. 委中点刺出血效果好。

（十一）脊椎中央痛

1. 委中穴点刺出血，或患部点刺放血，效果甚佳。

2. 正筋、正宗、后会、双昆仑。

（十二）尾椎痛

1. 心门穴特效。
2. 正会、后会。
3. 大都海豹穴。

十三、心脏疾病

（一）真心痛

1. 通关、通山。
2. 在火包穴点刺出血甚为有效。
3. 肘弯（曲泽、尺泽一带）点刺出血甚效。
4. 天宗、地宗。
5. 火主、火硬。
6. 手掌中指，每上 5 分 1 穴，共有 5 穴（火山、河火、通火、集火、海火）。
7. 膝下心肺区点刺放血。
8. 针内关、外关（左右）。

（二）心下胀

1. 心门穴。
2. 通关、通山穴有效。
3. 针侧三里、灵骨、心门效果佳。
4. 针通关、通山配驷马，效果亦佳。
5. 膝下心肺区，点刺放血。

（三）心跳过速

1. 心常穴甚效。
2. 心门穴甚效。
3. 通关、通天有效。
4. 四花中外穴点刺出血有效。
5. 三叉穴。
6. 耳尖穴点刺出血甚效。
7. 心门、内关、外关功效非常。

8. 地宗、通关、通天效果也佳。

9. 膝下心肺区，点刺放血，或后头点刺放血特效。

10. 背部五岭穴，点刺出血也可。

（四）心脏停搏

1. 曲陵穴点刺放血效果很好。

2. 四花中、四花外放血效果很好。

3. 火包穴点刺出血甚效。

4. 针火硬、火主有效。

5. 针地宗穴有效。

6. 针内关、外关特效。

7. 膝下心肺区，点刺放血。

8. 点刺放血委中四周，点刺放血，效果亦佳。

（五）心口痛（心侧痛）

1. 通关、通天、通山。

2. 四花中、外穴点刺出血甚效。

（六）心两侧痛

1. 四花中、外点刺出血甚效。

2. 心口痛及心两侧痛，可针通关、通山、通天。

（七）心肌炎

1. 心门穴。

2. 通关、通山、通天。

3. 耳尖刺血。

4. 四花中、外穴刺血。

5. 手掌中指，每上5分1穴，共有5穴（火山、河火、通火、集火、海火）。

6. 膝下心肺区点刺放血。

7. 针内关、外关（左右）。

（八）心脏扩大

1. 后头区点刺放血（五岭穴）。

2. 针地宗、通关、通天。

（九）心惊悸

针胆穴、通关、通天。

（十）心脏血管硬化

1. 膝下心肺区点刺放血，特效。
2. 背部五岭穴及后头区点刺放血，效果也良好。

十四、肝胆疾病

（一）肝硬化

1. 四花中、外穴点刺出血，再针上三黄穴。
2. 上曲穴点刺出血，再针肝门、明黄穴。
3. 针三黄、肝门，重者，肝、脾二经同时下针，效果佳。
4. 肝俞，上曲点刺放血。

（二）肝炎

1. 肝门、明黄治急慢性肝炎皆甚效，配肠门穴更佳。
2. 针肝门、肠门、三黄，效果佳。

（三）胆囊炎

1. 火枝、火全、其黄。
2. 木枝。
3. 七里、九里。
4. 手门金。
5. 明黄、其黄配火枝。

（四）胆石痛

1. 木枝穴特效。
2. 加下白或九里更佳。

（五）手裂、冻裂、脱皮

肝经为主，以木黄及木黄上 2 寸加心经（扎 10~20 天，效果良好）。

十五、肺部疾病

（一）肺部胀闷（肺气肿）

1. 四花中穴、外穴刺血有效。
2. 针心、肺二经，重子、重仙。
3. 膝下心肺区点刺放血，出血立感舒畅。

（二）肺炎

1. 重子、重仙。
2. 大白穴刺血。
3. 曲陵刺血。
4. 土水穴。
5. 重子、灵骨、大白特效。
6. 肺区点刺放血。

（三）支气管炎（咳嗽）

1. 针水金、水通特效。
2. 肺气二穴配灵骨特效。
3. 心肺区点刺放血。
4. 针水金、水通配驷马中穴。

（四）肺结核

1. 四花中、外穴点刺，再针驷马穴。
2. 膝下心肺区点刺放血。
3. 针驷马穴配灵骨穴。

（五）气喘

1. 针灵骨、水金、水通穴特效。
2. 重子、重仙甚效。
3. 土水穴特效。
4. 四花中穴、外穴点刺特效。
5. 大白刺血有效。
6. 曲陵刺血甚效。

7. 曲池、合谷、尺泽、手三里效果奇佳。

8. 重子、重仙、大白配马金水、马快水亦可。

十六、脾胃疾病

（一）胃病

1. 四花中穴、外穴点刺出血特效。

2. 四花上穴点刺出血甚效。

3. 刺血后针通关、通山甚效。

（二）胃溃疡

1. 四花中、外穴点刺特效。

2. 解溪穴至门金穴一带青筋点刺甚效。

3. 膝下心、肺、胃区点刺放血。

4. 门金、侧三里、灵骨。

（三）急性胃痛

1. 四花上穴或中穴点刺特效，合用更佳。

2. 针土水穴。

（四）十二指肠溃疡

1. 四花中、外穴点刺特效。

2. 解溪穴至门金穴一带青筋点刺甚效。

3. 膝下前头区，点刺放血。

4. 外踝四周，点刺放血。

（五）胃酸过多

1. 针天皇穴、肾关穴。

2. 针通天穴、通胃穴。

（六）呕吐

1. 总枢穴点刺特效。

2. 四花中点刺甚效。

3. 水金、水通穴针刺有效。

4. 总枢穴点刺放血，效果奇佳效。

5. 针灵骨、心门效果特佳。

（七）反胃

1. 针天皇、肾关。

2. 总枢点刺放血，特效。

3. 针天皇、肾关及天皇内 1 寸。

（八）胃炎

1. 针门金穴。

2. 四花上点刺。

3. 通关、通山。

4. 膝下心肺区，点刺放血。

5. 针肠门、四花中穴、四花外穴。

（九）食欲不振

1. 灵骨穴。

2. 四花上。

3. 门金穴。

（十）脾大

1. 针木斗、木留穴。

2. 三重穴刺血。

3. 脾经 2 寸、4 寸、6 寸、8 寸配三重穴。

4. 背脾区（沿皮透穴）或点刺放血也可。

十七、肾、膀胱疾病

（一）肾炎

1. 针通肾、通胃、通背配水通、水金更佳。

2. 水俞穴三棱针刺出黄水。

3. 腰部沿皮透穴，配腕顺一、腕顺二穴特效。

4. 患部点刺放血。

（二）水肿

1. 针通天穴（治腿肿）。
2. 针通肾、通胃、通背穴（治脸肿及全身肿）。

（三）肾结石

针马金水穴、马快水穴效果甚佳。

（四）膀胱结石

针马快水穴。

（五）尿道结石

针六快、七快。

（六）小便不利

1. 天皇、四花上。
2. 火主、火硬。

十八、大小肠疾病

（一）急性肠炎

1. 门金穴针刺特效。
2. 针肠门穴。
3. 四花中、外穴点刺特效。
＊膝下心肺区，点刺放血。

（二）慢性肠炎

1. 门金穴针刺特效。
2. 肠门、足千金穴。
3. 阴陵泉、曲池穴。

（三）小肠胀

1. 腕顺一、腕顺二穴。
2. 门金穴。

---

3. 灵骨穴。

（四）肠出血

在四花中、外穴，点刺出血（放血），再在姐妹穴针刺。

（五）痔疮

1. 在委中穴点刺出血（放血）特效。
2. 针其门、其正、其角穴有效，也可放血，配孔最尤佳。
3. 后头区点刺放血。

（六）小肠疝气

1. 内踝到三阴交、人皇一带点刺出血。
2. 大间、小间、外间、中间、浮间穴任意选2~3穴针刺。
3. 针上三黄，配肾关、地皇。

（七）盲肠炎

1. 四花中、四花外点刺出血有奇效。
2. 阑尾穴、门金穴有效。
3. 膝下肺区点刺放血。
4. 针门金穴配腕顺一、腕顺二穴。

（八）便秘

火串穴。

十九、前后阴疾病

（一）睾丸炎

1. 内踝到三阴交一带点刺出血（放血）。
2. 针大间、小间、中间、浮间。
3. 内踝至人皇一带点刺放血。

（二）尿意频数

1. 肾关穴特效。
2. 针海豹、木妇有效。

90

3. 针马快水、下三皇、通肾、通胃，效果佳。

（三）浊淋（乳糜尿）

1. 针通肾、通胃、通背、下三皇，效果奇佳。
2. 马快水穴。
3. 针水金、水通效果也佳。

（四）遗精

1. 针通肾、通胃、下三皇，效果奇好。
2. 腰部肾区沿皮透穴，特效。

（五）小便出血

下三皇穴针刺有效。

（六）尿道痛

1. 针浮间、外间穴。
2. 马金水穴、马快水穴。
3. 灵骨、火主穴。
4. 云白穴、李白穴（可配下三皇）。

（七）小便癃闭

1. 针天皇穴、四花上穴。
2. 针下三皇穴。
3. 针肩中、云白、下曲。

（八）龟头炎

针下三皇。

（九）阳痿早泄

1. 通肾、通胃、下三皇穴针刺（配水金、水通穴更佳）。
2. 大敦穴、肾关。
3. 腰部肾区沿皮透穴，特效。

二十、妇科疾病

（一）子宫痛（经痛）

1. 针门金穴特效。
2. 妇科穴、还巢穴、驷马中穴。

（二）输卵管闭塞

1. 妇科穴特效。
2. 配还巢穴更佳。
3. 姐妹穴配感冒穴特效。
4. 腰部酸痛，可在疼痛部位点刺放血，止痛。

（三）子宫肌瘤

1. 还巢穴、姐妹三穴。
2. 在重子穴、重仙穴直线上点刺出血有效。
3. 妇科穴甚效，配还巢穴更佳。
4. 内踝至三阴交之间点刺出血有效。

（四）赤白带下

1. 还巢穴。
2. 妇科穴。
3. 姐妹三穴、木妇穴。
4. 通肾、通背、通胃、下三黄穴也可。

（五）阴肿

1. 还巢穴。
2. 妇科穴。

（六）阴道炎

1. 云白、海豹穴。
2. 妇科穴。
3. 火主穴、火硬穴。

（七）月经痛

1. 门金穴特效。
2. 木妇穴。
3. 妇科穴。

（八）难产

针火包穴，配灵骨。

（九）久年不孕

1. 妇科穴特效。
2. 还巢穴有效。
3. 妇科、还巢穴左右交叉针刺应用效果最好。

（十）乳房肿痛

1. 心肺区点刺放血。
2. 阳陵泉向前 1 寸处，配三重穴，效果佳。

（十一）妇人阴道痒（尿道炎，小便流血）

1. 针李白、云白立刻止痛痒。
2. 马金水穴、马快水穴也可。

二十一、中风

（一）中风（昏迷）

1. 十二井穴点刺（放血）。
2. 人中、内关、涌泉、太冲穴针刺。
3. 正会、前会、后会、灵骨。

（二）半身不遂（偏枯）

1. 针上三黄、灵骨、大白、中白穴特效。
2. 九里穴倒马针特效。
3. 对侧重子、重仙穴治疗效果很好。
4. 肾关。

5. 正会、后会穴。

6. 五岭穴放血。

7. 背部 2 寸、4 寸、6 寸及膏肓线点刺放血。

8. 后头区放血，可使脚部轻便。

（三）中风舌强不语（失语症）

1. 针上三黄、正会、前会、后会、灵骨。

2. 总枢穴四周点刺出血。

（四）四肢发抖（帕金森病）

1. 肾关、复溜、明黄穴。

2. 明黄、其黄、肾关穴。

3. 上黄、正会、前会、后面、木枝穴。

4. 后溪透劳宫，公孙透涌泉（左右对侧）。

5. 三叉、八风、八邪（左右对侧）。

（五）中风手拘挛（痉挛）

1. 针对侧重子、重仙穴有效。

2. 曲陵放血。

（六）中风血压高

1. 后头区点刺放血，立可降下。

2. 大椎及侧三里放血也可降。

3. 双灵骨，曲池丁字刺。

（七）中风后小便不禁（肾中风）

1. 三黄、正会、下三皇、通肾、特效。

2. 马金水穴，马快水穴。

二十二、杂症

（一）高血压

1. 五岭穴（第 4 胸椎至第 7 胸椎两旁 1.5 寸，膀胱经线上厥阴俞、膈俞）、火云至土泄穴点刺放血。

2. 委中穴青筋点刺出血。

3. 四花中、四花外点刺出血。

4. 中白穴有效。

5. 耳尖刺血。

6. 太阳穴刺血。

7. 火菊、火硬穴。

（二）黄疸

1. 针上三黄穴。

2. 明黄、其黄配火枝。

3. 再针隐白，脾胃两穴。

（三）糖尿

针下三皇、通肾、通胃，效果甚佳。

（四）四肢水肿

1. 针下三皇和通天穴。

2. 针地黄、通肾、通胃效果甚佳。

3. 水肿区点刺放血。

（五）风疹块（荨麻疹）

1. 天皇到人皇穴的在线以及门金穴点刺出血，再针驷马、九里穴。

2. 耳背点刺出血特效，再针驷马、九里穴。

（六）失眠症

1. 下三皇穴配镇静穴效果极佳。

2. 针大白、九里极有效。

3. 耳尖刺血特效。

4. 神门、人皇特效。

5. 膝下、心、胃区、前头区点刺放血，特效。

6. 镇静穴、下三皇、通肾。

（七）发高热

1. 针大白穴退热效果极佳。

2. 背部五岭穴点刺出血也佳。

3. 重魁穴、大白穴，效果良好。

4. 大椎下总枢及下 1 寸点刺放血。

（八）酒醉

1. 刺耳环出血，配针素髎更佳。

2. 火包穴。

3. 针上三黄，立可消胃气，再针灵骨立止呕吐。

（九）癫痫

1. 肾关、上瘤穴。

2. 腕顺一、腕顺二穴。

3. 金前上、金前下穴。

4. 背部第 3 椎旁 1.5 寸金吉、金陵（肺俞、厥阴俞）点刺出血，治疗效果很好。

5. 针上三黄、通天、通关。

6. 耳针、脑干、脑点、肝、肾配灵骨。

7. 百会、前会、后会。

（十）昏迷

1. 神识昏迷：针地宗、火硬、正会、前会，五岭穴配用点刺。

2. 火硬、火主。

3. 十二井穴放血。

4. 背部五岭穴点刺放血。

（十一）解晕针

1. 针手解穴透下白穴特效。

2. 针足之解穴针刺也甚效。

＊针地宗穴。

（十二）解经血错乱

针解穴有效。

（十三）感冒

1. 针三叉穴。

2. 木穴。

3. 五岭穴点刺出血能退热。

4. 鼻塞时取侧三里穴甚效，针门金穴或木穴也能很有效。

5. 针腑格三穴、灵骨、合谷。

（十四）失音

1. 针失音穴。

2. 总枢穴点刺出血。

（十五）霍乱抽筋

四花中、外穴点刺出血，针博球穴。

（十六）脂肪瘤

1. 针明黄、其黄穴特效。

2. 针外三关穴有效。

3. 四花外放血有效。

4. 点刺放出黄色，脂肪立即消除。

（十七）静脉瘤

在静脉瘤的上下静脉刺血。

（十八）血管硬化

1. 委中穴点刺放血有效。

2. 四花中、四花外穴点刺放血特效。

3. 五岭穴（第 4~7 椎外旁开 1.5 寸及 3 寸）点刺法特效。

4. 后头区及背部五岭穴点刺放血。

5. 膝以下青筋，点刺放血。

（十九）白细胞过少

1. 针其黄、肝门。

2. 针木斗、木留。

＊针八八部位，心、肝、肾三经。

＊背部及后头区点刺放血。

（二十）红细胞过少（再生障碍性贫血）

1. 针肝门。

2. 上三黄穴有效。

3. 木斗、木留穴。

（二十一）白细胞过多

1. 三黄穴特效。

2. 木斗、木留穴。

3. 下三皇穴。

4. 针其黄、明黄、天黄。

（二十二）睡眠中咬牙

1. 针四花下穴特效。

2. 腑肠穴。

3. 耳尖放血。

（二十三）疲劳

1. 针三叉穴可消解疲劳。

2. 针鼻翼穴可预防疲劳。

3. 针八八部位，心、肝、肾三经。

4. 背部及后头区点刺放血。

（二十四）皮肤敏感

1. 驷马穴特效。

2. 耳尖或耳背刺血特效。

（二十五）牛皮癣

1. 驷马穴特效。

2. 耳背泻血特效。

（二十六）青春痘

1. 驷马穴特效。

2. 耳背刺血特效。

3. 背部刺血特效。

（二十七）干霍乱

1. 总枢穴，点刺放血。

2. 委中点刺放血。

（二十八）小儿夜哭

针胆穴。

（二十九）汗流不止

反劳宫特效。

（三十）食物中毒（或其他中毒）

1. 分支上下穴，配七里穴、九里穴，特效。
2. 肺经驷马穴，配上三黄，效果佳。

第七章 杨维杰老师董氏奇穴刺络方法

引言：杨维杰老师为弘扬董氏奇穴做出了巨大贡献，其针法理论独特，笔者自愧不如，由心而敬。感恩！

一、取穴特点及方式

刺血疗法之取穴部位及方式，与一般毫针针刺有相似之处，但也有其独自的特点，其取穴方式大致如下。

（一）据经络取穴

经络取穴有循经取穴及表里经取穴之分。

1. 本经取穴：又称循经取穴，即病在何经，就取何经穴位刺血。有在局部及邻近取穴者，也有远处取穴。《灵枢·热病》说："风痉身反折，先取足太阳及腘中血络出血。"《素问·刺腰痛论》说："足太阳之脉令人腰痛，引项脊尻背如重状，刺其郄中太阳正经出血。"上述之病皆与太阳膀胱经有关，所以皆以该经合穴委中刺血甚效。临床常以委中刺血治疗后头痛、颈项痛、腰背痛、痔疮、尾闾痛、后腿痛等膀胱经病变。用丰隆穴刺血治疗前头痛、胸痛、乳痛、胃痛等阳明经之病痛皆甚效。循经取穴以远处为佳，《标幽赋》说："泻络远针，头有病而脚上针。"实为经验之言。

2. 异经取穴：主要以表里经为主，《素问·刺热论》说："肺热病者……刺手太阴、阳明出血如豆大，立已。"《灵枢·五邪》说："邪在肾……腹胀腰痛，大便难……取之涌泉、昆仑，视有血者尽取之。"前者病在肺，肺及表里经大肠经刺血有效。后者病在肾，取肾及表里膀胱经刺血有效。有时以列缺刺血治阳明头痛，也是表里经的应用。

（二）据穴性取穴

穴性取穴多以特定穴为主，五输穴应用甚多。

1. 井穴：井穴最适于急症及热证，《灵枢·顺气一日分为四时》说："穴性取穴病在脏者，取之井。"病在脏则常有神志病变。井穴尤适于急救开窍醒神，《伤寒论》说："凡厥者，阴阳气不相顺接便为厥。"井穴为十二经的起止点，刺之能接阴阳，因此治厥逆甚效。《针灸大成》也载有："凡初中风跌倒，卒暴昏沉，痰涎壅滞，不省人事，牙关紧闭，药水不下，急以三棱针刺手十指十二井穴，当去恶血；又治一切暴死恶候，不省人事及绞肠痧，乃起死回生妙诀。"临床曾以井穴刺血救醒多例中风昏迷濒死病人，确有起死回生之殊效。

2. 合穴：《灵枢·顺气一日分为四时》说："经满而血者，病在胃，及饮食不节（得病）者，取之于合。"《灵枢·四时气》说："病在腑取之合。"《灵枢》及《素问》中有多篇论及合穴刺血的实例，取穴包括委中、委阳、足三里及阳陵泉，甚至有在曲泉（肝之合穴）刺血者（见《灵枢·癫狂篇》）。之后许多医书中，也都有不少合穴刺血治病的记录。古人用合穴放血治病颇为广泛，尤其是霍乱吐泻、心痛暴厥以及疟病等急性肠胃病变及胆经病变，多取尺泽、曲泽、委中等合穴刺血。而"经满而血者"之实证出血病甚多，委中、尺泽、曲泽、足三里等合穴都是刺血常用穴位。

3. 荥穴：《灵枢·邪气脏腑病形》说："荥俞主外经。"外邪侵袭，痹阻经脉，或跌打损伤瘀血壅滞之症皆可刺荥俞穴出血。《素问·缪刺论》说："邪客于足少阴之络，令人卒心痛，暴胀，刺然谷之前出血，如食顷而已。"这里的然谷即荥穴，另外如三间（大肠荥）刺血治感冒发热肺炎等有效；鱼际（肺荥）刺血治肺炎，气喘、腱鞘炎、类风湿关节炎等也都很不错，也都是荥穴刺血的治例。

4. 奇穴：有些奇穴刺血常用于急症，如金津、玉液治疗舌肿大；十宣治乳蛾及急救等。董师应用奇穴刺血尤多，效果亦极突出，既能治急症，也能治慢性久病。例如背部之精枝（第2椎、第3椎各旁开6寸）刺血治小腿痛甚效；金林（四、五、六椎旁开6寸）刺血治疗大腿痛、坐骨神经痛。

5. 其他非经穴处：多在血脉瘀阻处，多伴有血管突出或血丝浮现等反应，对之刺血即能见效。刺血时再骈以火罐拔之，效果益佳。

二、常用部位及适应证

（一）静脉

刺络中最重要也最常用者即为静脉刺络，下面介绍静脉刺络常用之部位。

1. 肘窝部：为自古常用之部位，相当于尺泽、曲泽穴位，找到鼓起之青筋放血。

【主治】呼吸器及心脏病（心绞痛用之特效），霍乱、中暑、上肢风湿神经痛、五十肩、半身不遂。

2. 膝腘部：相当于委中穴位之部位，效果佳而最常用（古称血郄，最适于刺血）。

【主治】肠炎、痔疮、腰痛、项强、下肢风湿神经痛、坐骨神经痛、腰椎骨刺、颈椎病、高血压、中风、半身不遂、脑炎后遗症、小儿麻痹后遗症、血栓闭塞脉管炎、风疹、伤暑、疔疮、癫闭等。

3. 下臂部：相当于手三里穴之部位。

【主治】面疔、痈、结膜炎、牙痛、湿疹、荨麻疹等。

4. 下腿部：

（1）阳明部位：相当于足三里、条口附近（即董师之四花中穴）部位，找到青筋放血。

【主治】胃炎、肠胃炎、久年胃病、胸痛胸闷、慢性气管炎、丹毒、多发性神经根炎。

（2）少阳部位：相当于阳陵泉至阳辅附近（即董师之四花外穴）的青筋放血。

【主治】急性肠胃炎、肋膜痛、心脏疾病、胸部发胀、慢性支气管炎、哮喘、坐骨神经痛、肩臂痛、偏头痛、高血压等。

（3）太阳部位：相当于承山穴部位，找到青筋放血。

【主治】痔疮、背痛、静脉瘤。

（4）太阴部位：相当于阴陵泉附近。

【主治】内痔、外痔、痛经、不孕、尿路感染、急性淋巴管炎。

5. 外踝部：包括丘墟、昆仑一带。

【主治】足关节炎、腰痛、坐骨神经痛。

6. 内踝部：包括中封、照海穴一带。

【主治】中耳炎、疝气、不孕症。

7. 脚背：

（1）阳明部位：解溪穴附近。

【主治】胃溃疡、十二指肠溃疡、丹毒、末梢神经炎，血栓闭塞性脉管炎、象皮腿。

（2）少阳部位：相当于足临泣、侠溪、地五会等穴位附近。

【主治】牙痛、少阳经附近之偏头痛坐骨神经痛。

8. 侧额部：相当于额厌穴部位，俗称太阳穴。

【主治】头痛、头晕、结膜炎、眼底出血、中风、气喘、食道病变等。

9. 舌下部：相当于奇穴金津玉液，即舌下紫脉。

【主治】喉炎、言语障碍、中风、休克、心脏停搏、严重感冒等。

（二）常用部位

常用刺血部位有耳背，十二井、十宣、后背、肩峰、颜面等部位。由于这些部位较不易发现青筋或无较大静脉，因此治疗时不是寻找青筋放血，由于经验之累计，只要在固定穴位刺针，使出些微红血，即达治病目的，这些部位也有称之为细络者。

1. 十二井穴：即十二经络之井穴部位。

【主治】中风、急性炎症、心脏停搏、退热等。

2. 十宣　位于十指之尖端。

【主治】中风、心脏停搏。

3. 耳背或耳尖：有细小之紫筋数条，对准放血。

【主治】头痛、三叉神经痛、结膜炎、角膜炎、皮肤病、颞下颌关节炎、失眠、心悸、多汗。

4. 颜面：颊、颧、鼻头、鼻翼部位。

【主治】颜面神经麻痹、鼻炎、头痛、三叉神经痛。

5. 口腔：口腔黏膜。

【主治】颜面神经麻痹。

6. 掌缘：后溪至腕骨一带。

【主治】风疹块、气喘。

7. 脚侧然谷一带。

【主治】脑震荡。

8. 肩峰：相当于肩髃穴附近部位。

【主治】出黄水治肾脏病，出黑血治手腕及手背痛、肩凝、五十肩、荨麻疹、乳腺炎等。

9. 腰背：全部腰背俞穴均属放血范围。

【主治】脏腑病变及其有关经络之病，刺其俞穴出血。

10. 七星穴：包括在项部入发际 8 分之总枢穴及其下 1 寸。

【主治】呕吐（五脏不安）、感冒头痛、小儿高烧、小儿各种风证、中风失语、吞咽不适。

说明：总枢穴即督脉之风府穴，分枢即督脉之哑门穴，虽然因为有 7 个穴道，故称七星，但并不需要每个穴都针，一般只要针总枢（风府）、分枢（哑门）即能达到疗效，点刺出血效果更佳。

11. 五岭穴：包括 5 条穴线：第一条穴线从大椎骨下第二节江口穴起，每下一节为 1 穴，其顺序为火曲、火套、火长、火明、火枝、火门、土月、土泄，直至第 10 椎下土克穴为止，共 10 穴。第二条穴线（左右共两条）从江口穴向左右平开四指，金北穴起下 1 寸为 1 穴，其顺序为金斗、金吉、金陵、火金、木东、木杜，直至木梅穴为止，共 8 穴。第三条穴线（左右共两条）从第二条线向外横开四指，共有金枝、金精、金神、木原、木太、木菊、木松 7 穴，每穴间隔约 1 寸。

【主治】高血压、重感冒、高烧、发冷，突然间引起之头晕、头痛，高血压引起之手足麻痹、半身不遂、阴霍乱、阳霍乱、呕吐及各种痧症，血管硬化之腰痛、肝霍乱、阴阳霍乱、急性胃痛。

12. 双凤穴：从大椎骨以下第 2 与第 3 脊椎骨间，向左右横开 1.5 寸之火凤穴起，每下 1 寸 1 穴，其顺序为火主、火妙、火巢、火重、火花、火蜜 7 穴（左右共 14 穴）。

【主治】手痛脚痛、手麻脚麻、手足血管硬化。

13. 九猴穴：包括火凤、火主、火妙、金堂（金斗上 2 寸）、金北、金斗、金吉、金枝、金精 9 穴。

【主治】猴痧。

※说明：本穴之排列共分 3 行，位置为第 2 椎旁开寸半之火凤穴起，每下 1 寸 1 穴，计有 3 穴（含火凤），大椎旁开 3 寸之金堂穴起每下 1 寸 1 穴，计有 4 穴（含金堂），第 2 椎旁开 6 寸之金枝及下 1 寸之金精，计 2 穴，总共 9 穴，为治疗猴痧之要穴，故称九猴穴，可记忆为"二椎寸半连三穴，一椎旁三连四穴，二椎旁六连一穴"。

14. 三金穴：包括金斗、金吉、金陵 3 穴。

【主治】膝盖痛。

※说明：金斗、金吉、金陵三穴分别位于第 3~5 椎外开 3 寸处，相当于膀胱经之魄户、膏肓、神堂穴，点刺出血少许，治疗膝关节疼痛，确有立竿见影之效，数年大疾也往往愈于霍然。

15. 精枝穴：包括金精、金枝 2 穴。

【主治】小腿发胀、小腿痛。

※说明：精枝穴含金精、金枝 2 穴，分别位于第 2 椎及第 3 椎旁开 6 寸处，点刺出血，治疗小腿酸胀疼痛，效果极为迅速而突出。

16. 金林穴：包括金神、木原、木太 3 穴。

【主治】血管硬化之坐骨神经痛。

※说明：金神、木原、木太 3 穴分别位于第 4~6 椎外开 6 寸处，亦即紧接于精枝穴下，点刺治疗大腿及坐骨神经痛确有卓效。

17. 顶柱穴：包括金吉、金陵、火金、金神、木东、木杜、木梅、木原、木太、木菊、木松等 11 穴（两边共 22 穴）。

※说明：顶柱穴计有 11 穴，两侧合计为 22 穴，分 2 行排列，第 4~9 椎每椎旁开 3 寸各 1 穴，计 6 穴，第 4~8 椎每椎旁开 6 寸各 1 穴，计 5 穴，可记忆为"四椎旁三连六穴，四椎旁六连五穴"。

18. 后心穴：包括大椎骨下第 4 个脊椎关节处火云、火长、火明、火校、火门、土月 6 穴及脊椎旁开 1.5 寸之火妙、火巢、火重、火花 4 穴（两边共 8 穴）与旁开

3寸之金吉、金陵、火金3穴（两边共6穴）。

【主治】羊毛痧、疔疮、心脏衰弱、胃病、急性心脏麻痹、风寒入里、重感冒、中风、各种急性痧症。

19. 三江穴：包括第13椎下之分线穴起，每下一节1穴其顺序为水分、水克、水管、六宗、凤巢、主巢7穴及14椎下旁开四指之六元、六满、六道、华巢、环巢、河巢6穴（两边共12穴）。

【主治】经闭、子宫炎、肠炎、闪腰岔气、急性肠炎。

20. 双河穴：包括第14椎下之六元、六满、六道、华巢、环巢、河巢6穴（两边共12穴）。

【主治】手臂痛、肩背痛。

21. 冲霄穴：包括第20椎下之妙巢穴，21椎下之上对穴及上对穴下1寸之上高穴，共3穴。

【主治】小脑疼痛、项骨正中疼痛。

22. 喉蛾九穴：在喉结及其上1寸与下1.5寸处，另加该3处各左右旁开1.5寸处，共9穴。

【主治】喉蛾、喉痛、甲状腺炎、喉痒、痰塞喉管不出（呼吸困难，形状如哮喘）。

23. 十二猴穴：平行锁骨下1.3寸处共3穴，再下1.5寸处又3穴，两边总共12穴。

【主治】猴痧、血管硬化之哮喘、肝霍乱（伤寒、重感冒、霍乱均会引起猴痧）。

24. 金五穴：在胸骨上端半月状之下陷凹处金肝穴，每下一节为1穴，其顺序为金阴、金阳、金转、金焦共5穴。

【主治】肝霍乱、消化不良（胃胀）、肋痛、气管不顺，各种痧症。

说明：金五穴之金肝穴即任脉之天突穴，其下之金阴、金阳、金转、金焦4穴也即为任脉璇玑、华盖、紫宫、玉堂等穴。

25. 胃毛七穴：从岐骨下缘陷凹处，直下1寸1穴，共3穴。旁开1.5寸各2穴（两边4穴）。

【主治】羊毛痧、胃病、各种霍乱、心悸、胃出血。

说明：胃毛七穴部位之旁开1.5寸改为2寸更易找穴，因此胃毛七穴之位置应系鸠尾、巨阙、上脘（以上3穴属任脉）及两旁之不容、承满（属胃经），两侧计4穴，总共7穴，位于胃部附近，并以治胃病为主，故称胃毛七穴，当然，原来之旁开1.5寸也可刺血。

26. 腑巢二十三穴：肚挤直上每1寸1穴共2穴，肚脐每下1寸1穴共5穴，肚脐旁开1寸1穴，其上1穴，其下2穴（共4穴，两边共8穴），肚脐旁开2寸1

穴，其上1穴，其下2穴（共4穴，两边共8穴），总共23穴。

【主治】肠炎、子宫炎、肾炎、肾痛、脐痛。

说明：脐巢廿三穴虽有23穴之多，但并不每穴皆用，在精穴简针原则下，一般只针以肚脐为中心，向四面各旁开1寸之穴位为主，随病情之严重而向四方扩张用穴。

上述所举者，概为常见之应用部位，民间所传放血验方及特效部位，当不止此数，今后刺络之发展，仍待各位先进及后学之继续努力，以期于使此种传统疗法得到更大的发挥。

三、常见病刺络疗法应用

刺络对于疾病之治疗，应用广泛，效果宏速，为不争之事实，唯医书向少记载，甚为遗憾，据各家医书之散载及个人对董氏奇穴刺络体会与经验，按照常见疾病分类提要如后。

（一）头部

1. 头顶痛：上星、百会。
2. 后头（脑）涨痛：A. 冲霄。B. 委中。
3. 偏头痛：A. 四花外。B. 太阳。
4. 前头痛：A. 四脐一、四脐二及上里。B. 四花中。
5. 突然头晕：五岭；血压高头晕：A. 五岭。B. 耳背。
6. 感冒头痛：A. 三商。B. 七星。
7. 血管神经性头痛：太阳。

（二）眼病

1. 风眼肿痛（角膜炎）：A. 太阳穴。B. 肝俞。C. 五岭（肝、胆、心俞）。D. 耳后静脉点刺。
2. 眼眶疼痛：A. 少商。B. 太阳。
3. 结膜炎：A. 太阳。B. 攒竹。C. 少商。
4. 麦粒肿：A. 耳背。B. 曲池。C. 足中趾尖。
5. 翼状胬肉：A. 少泽。B. 至阴。

（三）耳病

1. 耳下腺炎：A. 少商。B. 耳尖。C. 足临泣、侠溪、地五会。
2. 耳痛：四花外。

3. 中耳炎（聤耳）：足踝附近。

（四）口病

1. 口舌生疮：A. 耳尖。B. 金津、玉液。C. 阴陵泉至血海直线上青筋。
2. 口舌及咽喉肿：三重、少商。
3. 口唇生疮：A. 阴陵泉至血海直线上青筋。B. 上唇穴、下唇穴。

（五）牙病

牙痛：外踝尖至足临泣、侠溪、地五会。

（六）鼻

1. 鼻出血：A. 少商。B. 肝俞。
2. 酒渣鼻：A. 脾俞。B. 胃俞。C. 正本（七星针）。
3. 敏感性鼻炎：正本。

（七）咽喉

喉咙总治：A. 少商、商阳先行点刺，再行对症治疗。B. 也可于耳背或耳尖点刺，再对症治疗。
1. 扁桃腺炎：A. 少商、商阳。B. 三重。
2. 喉头炎：A. 少商、商阳、合谷。B. 三重。
3. 咽肿水药米粒不下：A. 少商、商阳、合谷。B. 三重。C. 关冲。
4. 喉痛：A. 阴陵泉至血海直线上青筋点刺。B. 哑门。C. 喉蛾九穴。
5. 喉蛾：少商。
6. 发音无声：总枢。
7. 痰塞喉管不出：喉蛾九穴。

（八）哮喘

A. 背部五岭（膈俞、肺俞、心俞等穴）。B. 太阳、尺泽。C. 四花外。D. 后溪至腕骨在线之青筋。

（九）颈项

1. 甲状腺肿：A. 三重。B. 耳后静脉。C. 喉蛾九穴。
2. 项骨正中线痛：A. 冲霄。B. 委中。

（十）上肢

上肢总治：可于肘弯点刺，再对症治疗。

1. 手腕痛：A. 四花中、四花副。B. 足临泣、侠溪、地五会。C. 水俞。

2. 肩痛：四花外。

3. 指麻：A. 后心。B. 双凤。

4. 掌背红肿、手指肿：四花中、四花副。

5. 手痛（手足血管硬化、手麻）：A. 双凤。B. 四花外。C. 水俞。

6. 臂痛（前）：A. 双河。B. 四花外。C. 水俞。

7. 肩臂痛：A. 双河。B. 四花外。

8. 腱鞘囊肿：囊肿部位刺出黏液及血。

（十一）下肢

下肢总治：皆可于委中点刺，再对症治疗。

1. 两腿发酸：金林、金枝。

2. 坐骨神经痛：A. 太阳经痛：委中或金林。B. 少阳经痛：四花外或金林。

3. 膝痛：三金。

4. 小腿痛（胀）：精技。

5. 足踝肿痛：委中及阳陵泉。

6. 脚跟：委中。

7. 足麻、足痛：A. 双凤。B. 隐白。

8. 足趾痉挛：外踝中央。

9. 脚气流黄水：A. 外踝中央至足临泣青筋点刺。B. 制污。

10. 四肢麻痛：井穴刺血。

（十二）胸腹

1. 肋痛（肝硬化、肋膜炎）：四花外（可配肝俞）。

2. 腹痛：四花中、四花副。

3. 胸闷（胀）：A. 尺泽。B. 四花中。

4. 脐痛：A. 腑巢二十三穴（选部分穴位，见前面腑巢二十三穴之说明）。B. 四花外。

（十三）腰背

腰背总治：可于委中点刺，再行对症治疗。

1. 脊痛：A. 委中。B. 人中。

2. 腰痛：委中。

3. 转筋强直：委中。

4. 血管硬化之腰痛：顶柱、委中。

5. 背痛：承山。

（十四）心脏

心脏病总治：A. 肘弯。B. 四花中。C. 五岭。

1. 心脏扩大：五岭穴（上焦部分）。

2. 心脏血管硬化：四花中、四花副。

3. 心脏停搏：四花中、四花副、十二井穴。

4. 心惊悸：胆穴。

5. 心脏衰弱：后心。

6. 心痛：火包、尺泽。

7. 心跳剧烈：四花中、四花副。

（十五）肝胆

1. 黄疸：隐白、脾俞、胃俞。

2. 肝硬化：四花外、肝俞。

3. 肝病：火包。

（十六）肺病

1. 支气管炎（吐黄痰）：四花外。

2. 哮喘：A. 背部五岭。B. 太阳。C. 尺泽。D. 四花外。E. 后溪至腕骨在线之青筋。

3. 急性肺炎：A. 大白。B. 肺俞、风门。

4. 肺经杂症：四花外均可主治之（或加肺俞更佳）。

（十七）脾胃

1. 胃脘痛：四花中、四花副。

2. 胃炎：A. 四花中、四花副。B. 内庭至解溪。

3. 急性胃痛：A. 四花中、四花副。B. 曲泽、委中。C. 五岭之中焦部分（胃俞及上下）。

4. 胃出血：A. 胃毛七。B. 四花中、四花副。

5. 胃溃疡：四花中、四花副。

6. 十二指肠溃疡：A. 内庭至解溪上青筋点刺。B. 外踝附近点刺。

7. 急性肠胃炎（上吐下泻）：A. 四花中、四花副、四花外。B. 曲泽、委中。

（十八）肾

肾脏炎：A. 水俞扎出黄水。B. 腑巢。C. 肾脏周围。

（十九）肠

肠病总治：四花中、四花外。

1. 十二指肠：A. 内庭至解溪上青筋点刺。B. 外踝附近点刺。
2. 盲肠炎：四花中、四花副、四花外。
3. 疝气：内踝附近。
4. 急性肠胃炎：四花中、四花副、四花外。
5. 急性肠炎：A. 四花中、四花副。B. 三江。
6. 急性腹痛：曲泽、委中。

（二十）妇科

1. 乳房肿痛：四花中、四花副。
2. 经闭：三江。
3. 子宫炎：三江。
4. 胎衣不下：火包。
5. 白带：A. 三江。B. 十七椎下、八髎。

（二十一）血管病

1. 中风：十二井。
2. 高血压：A. 四花外。B. 五岭。C. 委中。
3. 高血压致手足麻痹或半身不遂：A. 五岭。B. 尺泽、委中。
4. 静脉瘤：当瘤上点刺。

（二十二）小儿科

1. 小儿疳疾（多食而瘦）：A. 四缝。B. 肝俞、膈俞、胃俞、身柱。
2. 小儿痘疮：A. 委中、曲泽。B. 耳背。
3. 小儿惊风：A. 十宣。B. 七星。C. 印堂。
4. 小儿气喘：大白。
5. 小儿夜哭：胆穴。
6. 小儿发高烧、呕吐：总枢（七星）。
7. 小儿重舌：少泽、少冲、隐白。
8. 痄腮：少商、关冲。

（二十三）杂病

1. 干霍乱：A. 总枢。B. 五岭。

2. 霍乱：A. 委中。B. 尺泽、曲泽。

3. 邪祟：A. 委中。B. 少商。

4. 痔疮：委中。

5. 急救中暑：十二井。

6. 癫痫：A. 发作期：十二井。B. 缓解期：五岭。

7. 皮肤病：耳后静脉点刺。

8. 偷针眼：A. 脾俞、胃俞。B. 耳后静脉。C. 曲池。

9. 猴痧：十二猴穴。

10. 各种痧症：A. 五金。B. 五岭。

11. 羊毛痧：A. 胃毛七穴。B. 后心。

12. 疔疮：后心穴。

13. 全身疲劳：背面。

14. 呕吐（五脏不安）：A. 七星（总枢）。B. 五岭。

15. 带状疱疹：A. 疱疹周围。B. 耳背。C. 制污。

第八章 杨维杰老师常用十四经穴临证治验

十四经 365 穴（或说 361 穴），各家经常应用穴位不过数十，也有仅以十数穴交互配用即以之治疗全身病痛者，如马丹阳之天星十二穴即是。

杨老师临床取穴平均每次仅二三穴，有时往往只用单穴一针即治。总计应用穴位连董氏奇穴在内也不到 30 个。而效果之迅速及显著皆极为实际灵验，其中也有许多个人的独特经验，开古人之所不曾有，例如以内关治膝痛、曲池治头晕、束骨治颠顶痛、液门消除疲劳并治眼皮沉重难睁、大腿酸痛等。这只不过是几个简单的例子。

最重要的是，这些穴道的应用都合乎经络与辨证论治的法则。杨老师最常用的十四经穴（俞、募、郄、会、原、络、五输等特定穴，也常精简配用，效果极佳，在此不再赘述，可参看前述有关章节）约为 12 个，这些称为"特级穴道"，其他穴常用者为"一级穴道"，再其次为"二级穴道"。倘能灵活运用特级穴道，面对一般临床即很余裕，若再配合常用之董氏奇穴，则疗效更高。治疗原则对于痛证除少数例外均采健侧为主（例外者特别注明），若两侧均痛或头面躯干中央疼痛，则双侧均取。若内脏病症亦以双侧皆取为原则，针法以动气针法为主。

注：⊥ 表示患侧；∠ 表示健即对侧；‖ 表示双侧。↓ 表示点刺出血，ㄅ 表示灸。

一、12 个特级穴位

此 12 个穴道，用途广泛疗效显著，在每日之临床中都有机会用于病患。

（一）风市（足少阳胆经穴位）

【定位】在膝上 7 寸，外侧两筋间。人身直立，双手自然下垂，中指尖所到处是穴。

【主治】

1. 为镇定要穴，总治全身各种疼痛。

2. 人体侧面之各种疼痛尤其特效，如偏头痛、三叉神经痛、肩背痛、肋骨痛、少阳经走向之坐骨神经痛。

3. 主治骨刺、半身不遂，解晕针、滞针，耳鸣、失眠特效，下肢风湿，下肢皮肤病，颜面神经麻痹。

杨维杰老师按：

1.《素问·六节脏象论》说："凡十一脏取决于胆。"胆经镇定作用甚强，主治病症极多。

2.《素问·阴阳离合论》及《灵枢·根结篇》皆说："少阳为枢。"少阳为转枢之腑，主半表半里之病，一般疾病已离表而未深入内里者，多在半表半里之间。

3. 此外疾病有时间性者多属少阳病。

4. 李梴《医学入门》及唐宗海《医经精义》皆说："胆与心通。"心主神志，十一脏也取决于胆，可见胆也主神志。风市穴顾名思义为"风"之市，因此能祛风止痛止痒及镇定安眠，又胆经绕耳一周，并穿过耳内而出，治耳鸣耳聋皆效。观小柴胡汤及温胆汤主治证既多又效，即可知少阳主治作用之广及效。

5. 又《灵枢·经脉》说："少阳是主骨所生病"即"少阳主骨"，因此风市穴治疗骨刺（颈椎、腰椎间盘突出）甚效。

（二）内关（手厥阴心包经络穴）

【定位】在手掌后（大陵）上 2 寸，两筋间。

【主治】心脏各种病变，胸闷、胸痛、膝痛、中指麻木，容易落枕，大腿内侧痛，定喘，胃病，呃逆，恶阻，腹痛，晕车，头晕，腰扭伤，血管性头痛，过敏性反应，愈病性失音，急性乳腺炎，咽喉肿痛，原发性痛经，肋痛，癔症，郁证。

杨维杰老师按：内关可以说是全身第一大穴，是急救必用之针。透过手厥阴（心包络）与阳明（胃）相通，调理气血作用极强，对晕厥、心脏衰弱等急症皆有效。

本穴为心包经之络穴，别走手少阳，与三焦相表里，又为奇经八脉交会穴之一，通于阴维脉。本穴具有醒脑开窍，宣闭固脱，宁心安神，镇静止痛，解郁疏肝，宽胸理气，和中降逆，健脾止呕之功。主治功效甚多，大致以心血管、消化系、精神神经及循行部位病变为主。同时对于五脏气机功能逆乱病变也有调整作用。

本穴为理气要穴，能散滞解郁。也为血脉病要穴，还可调整血压及血脂。

本穴治膝痛甚效，为个人数十年之特殊经验，此系基于包络与胃通，胃经通过膝眼（犊鼻）。又膝痛与血液循环密切相关，心脏差者也易罹膝疾。董师之以"火"或"心"命名之穴位皆能治膝痛即其明症。

（三）液门（手少阳三焦经荥穴）

【定位】在手小指四指之间合缝处陷中，握拳在小筋之前凹窝下针。

【主治】消除疲劳，感冒甚效，五官病要穴，眼皮沉重难睁（眼肌无力），喉痛甚效，耳鸣、中耳炎、上中焦壅热之症，各种头痛，颈部扭伤，落枕，肩痛⊥，大腿疼痛∠，腰痛，胸肋痛，荨麻疹、皮炎止痒，恶心呕吐，偏瘫患肢肿胀。

杨维杰老师按：《金针梅花诗抄》说本穴"一针四透古来稀"，事实上不只透穿或透过四穴，自液门进针透过中渚、后溪、少府，深针还可透腕骨，也包括了董氏奇穴之中白、下白。六穴之效果皆融入其中。进针时在筋下贴骨进针，针达中渚、腕骨等俞原多气之所。可谓筋骨肉皆治，亦即风寒湿皆能治及。又按全息分布律来看，本穴可谓眼、耳、口、鼻区皆能透达，而为五官病之要穴。本穴为三焦经荥水穴，三焦与肾间动气及免疫功能有关，且"荥俞主外经"，治疗感冒甚效。补肾之作用也甚好。

（四）后溪（手太阳小肠经输穴）

【定位】在小指外侧本节后陷中。

【主治】腰痛∠，闪腰岔气∠，颈椎病‖，腰椎病‖，颈项强不能回顾∠，落枕∠，肩痛∠，背痛，坐骨神经痛∠，腿弯痛∠，三叉神经痛∠⊥，颜面神经震颤，耳痛，痉病，惊厥，癫痫，癔症，疟疾，督脉失衡，荨麻疹，配腕骨∠治手腕痛丨，配腕骨治黄疸。

杨维杰老师按：后溪为小肠经俞穴属木，俞主体重节痛，木主筋，木主风。因此有较好的止痛舒筋祛风之功。本穴又系奇经八脉交会穴之一，通于督脉，督主一身之阳气，腰痛、闪腰岔气是督脉阳气受阻。针后溪能转输阳气，腰痛可愈。又后溪通督脉，督脉入脑又统诸阳，因此本穴治脑病、神志病及热病疟疾等有效。

（五）太冲（足厥阴肝经输穴，也为原穴）

【定位】在大趾与次趾之间，行间穴后寸半。

【主治】急救强心，膝痛膝肿，行步艰难，喉痛要穴，血压高，厥阴头痛，头晕，眼病，鼻衄，胃酸过多，肝气不和之胃痛，神经衰弱，疝气，阴部痛，阴缩，尿潴留，颜面神经麻痹，肋间神经痛，胆绞痛，肝炎、肝硬化，颞颌关节紊乱，周身麻木，开四关（配合谷）能镇定、镇静、镇痉、镇痛、疏肝祛风。开四关为治鼻病要穴。

杨维杰老师按：太冲为木经土穴，治疗肝脾（木土）不和之病甚效，有疏肝理脾之功，为疏肝理气要穴，对多种风（木病）湿（土病）疗效显著，为治风湿要穴。

肝经绕过阴部一周，本穴为肝经俞穴。荥俞治外经，因此治阴部病甚效。本穴下有太冲脉经过，能以脉治脉，以脉治心，故对昏厥、心脏病等皆甚有效。因本穴与筋和心血有关（肝主藏血）也为治膝痛特效穴。因其为调肝要穴，所以肝气、肝火、肝风抽动的病及眼病、血症、头晕，肝炎、肝硬化等都有效。

肝经上入颃颡至脑。本穴治喉痛特效，治神志病也甚佳，尤其是与合谷并用谓之开四关。能镇静治失眠及多梦；镇痉治痉挛抽搐；镇痛治胆绞痛、痛经、头痛、肋痛。祛风能治中风；疏肝能治肝脾不和，能排石，治郁症。四关穴也为治鼻病要穴，由于大肠经绕鼻之外侧；肝经过颃颡治鼻腔内部，因此合谷、太冲合用治疗鼻病甚效。

（六）束骨（足太阳膀胱经输穴）

【定位】在足小趾外侧，本节后陷者中。

【主治】后头痛‖，头顶痛‖，颈项强硬∠，颈痛∠，背痛∠，腰痛‖，太阳经走向之坐骨神经痛⊥，颈椎及腰椎骨刺。

杨维杰老师按：束骨穴为俞穴，主体重节痛，五行属木与风及筋有关。治疗本经所过之处的疼痛及屈伸不利的病变皆有疗效，又本穴为水经（膀胱经）木穴，补水润木的效果极佳，因此治疗之病症极多。

由于经络循环之故，治人身后面的疼痛都有效，由于：①膀胱经夹脊而行，其经别并入脊中，肾主骨。②本经与其表里，故治颈腰椎骨刺，与后溪或风市并用，为有效成方。

（七）委中（足太阳膀胱经合穴）

【定位】在腘中央约纹中。

【主治】腰扭伤特效↓，脚跟痛↓，脚踝痛↓，痔疮特效↓，严重之后头及颈项痛↓，颈椎骨刺↓，腰椎骨刺↓，脚跟骨刺↓，坐骨神经痛↓，腰背各种疔疮痛毒，其他恶性毒病（如性病）↓，下肢胀痛↓，梅尼埃病↓，鼻衄↓，乳痈↓，急性吐泻↓（急性肠胃炎）（配尺泽更佳），气喘↓（配尺泽）。

杨维杰老师按：委中为血郄，郄穴能治急症，此穴刺血能治多种急症，是刺血第一要穴。膀胱经为少气多血之经，适于刺血，对于一切瘀血热毒，以三棱针点刺出血皆能见效。对于膀胱经所过之重性疼痛及久年疼痛，刺血均能见大效。治疗痔疮在委中刺血，纵然为多年重症，也仅两三次而痊愈。

本穴所主之病，几乎全以刺血为主，疗效显著。治疗气喘、严重吐泻配合尺泽穴刺血，效果更佳。

（八）尺泽（手太阴肺经合穴）

【定位】在肘窝横纹之外侧，摸之有一大筋，筋外侧之凹陷中。

【主治】

1. 咳嗽‖，五十肩（泻针）⊥，半身不遂∠，网球肘⊥，任何关节屈伸、挛急‖，尿意频数‖癃闭‖，上腹疼痛‖，鼻衄‖，牙痛，痿证，荨麻疹。

※以上皆以毫针针刺为主。

2. 气喘，霍乱（急性吐泻）（配委中更佳），急性呕吐，胸闷胸痛，肩臂不举，肩臂痛，手腕痛，急性扁桃腺炎。

※以上皆以三棱针刺血甚效。

杨维杰老师按：尺泽也为刺血要穴。本穴为肺经合水穴，合主逆气而泄，因此对肺经之气逆病如喘咳等疗效颇佳。本穴为金之水穴，肺（金）主肃降，肾（水）主受纳，治疗咳喘当然有效。

古代文献，诸如《针灸甲乙经》《肘后歌》《玉龙歌》都记载本穴能治手臂拘挛筋急，肘臂疼痛，手臂不能上举等。针本穴尤其是泻法甚为有效，盖本穴为金之子穴，泻金使其不能克木，木舒则筋即舒也。《素问·五脏生成》说："肝之合，筋也，其荣爪也，其主肺也。"也说肺为肝之主，尺泽穴在大筋旁，根据《灵枢·官针》及《素问·刺齐论》，所言，刺入筋中，或贴筋而刺，至筋病甚效，对于肢体之拘挛、牵扯、弛缓、强直等均有疗效。

（九）曲池（手阳明大肠经合穴）

【定位】屈肘横纹头。

【主治】头晕特效‖，高血压、低血压。清利头目（青春痘、结膜炎、鼻炎），皮肤病要穴，急性菌痢，麦粒肿，肘痛∠，膝痛，伛偻（腰直不起来）（配人中），气滞肋痛及腹痛，急性乳腺炎，外感热证，风水面浮，各类风湿。

杨维杰老师按：曲池为大肠经之合穴，有清热祛风，调理肠胃之功，并能清头明目，调和营血，透过大肠与肝通，治疗头晕、血压高疗效极好。由于关节对应及手足阳明相通，治膝关节扭伤（胃经通过膝眼）效也甚佳。阳明经多气多血，调理气血功能极好，本穴善于治疗气分血分实证、热证，本穴能治外感高热及阳明热盛之证，透过肺与大肠表里，可治荨麻疹、皮炎、皮肤瘙痒症、丹毒、疖肿等。

（十）足三里（足阳明胃经合穴）

【定位】在膝眼下3寸，胻骨外廉。

【主治】肠胃病要穴，善治胃溃疡，食欲不振，呕吐、吞酸，消化不良，腹泻，肥厚性鼻炎，抽筋、转筋，齿痛，心脏病，颜面神经麻痹，痿证，晕针，急性乳腺炎，落枕，尿潴留（配阴陵泉），痛风，预防感冒。

刺血可治疗下症甚效：心脏停搏、心脏病，胸闷，久年胃病，急性肠胃炎，气喘。

杨维杰老师按：足三里为胃经（土经）之合穴，为土经之土穴，补土作用尤强。脾胃为后天之本，阳明经又为多气多血之经，因此调理气血作用极强，可谓百病皆治。古谚："肚腹三里留"，本穴对腹部及小肚之肠胃病皆有疗效。此也本于手足阳明相通之理。本穴能强心定喘，胃与包络通，故能强心。补土能生金，且"逆气而泄取之合"故能定喘，治心脏病及气喘皆宜深针并久留针，刺血亦甚好。

本穴灸补虚脱病变，针治也能补虚。补土能祛湿，脾胃为痰湿之源，本穴治痰湿病变，降血脂有效，治风湿也有效。本穴能健脾补元气，增强免疫功能，能预防感冒。对于乙型肝炎能转阴，也有加强作用。

（十一）三阴交（足太阴脾经穴位）

【定位】在内踝尖上 3 寸。

【主治】妇科病要穴，肾脏病要穴，糖尿病，肾亏性弱（配大敦治阳痿，配肾关治早泄），腹胀（配内庭或足三里），失眠（配神门），腰椎痛，易落枕（配内关），疝气（配大敦），三叉神经痛⊥，皮肤病要穴（配曲池或血海），梅核气（慢性咽炎），肾绞痛，足跟痛。

杨维杰老师按：三阴交为脾、肝、肾三阴经之交会，根据脾、肝、肾三脏的生理、病理，三阴交可治疗因脾、肝、肾三脏功能失常所致的病变，如消化、泌尿、生殖系统的病变，其功用可健脾利湿、补肾益气、舒肝活血利气等。

本穴为妇科第一要穴，治疗各类妇科皆常应用。也是泌尿生殖系统疾病要穴。由于脾统血肝脏血，本穴亦为血病要穴，所谓"治风宜治血，血行风自灭"因此本穴对于一些风病亦甚有效，为治皮肤病要穴，也能治一些疼痛。

本穴为肝脾之交会，亦有疏肝理气之功，因此能治疗气滞及肝郁病变如梅核气、肾绞痛、失眠等，能补肾亦能治肾亏及足跟痛。

（十二）丰隆（足阳明胃经络穴）

【定位】外踝上 8 寸胻骨外廉陷中（即腔骨前缘外侧 1 寸半，腔骨腓骨之间）。

【主治】

1. 下颌关节炎，前额痛、眼眶痛∠、‖，颜面痛，颜面神经麻痹，落枕∠，肩关节周围炎∠，颈部、胸部肌肉痛，祛痰治咳嗽、哮喘，健脾和胃治各种胃炎，降血压，降血脂，癔症性失音，祛痰安神志癫狂或中风。

※以上以毫针针刺为主。

2. 冠心病，哮喘，急性肠胃炎，高血压，高血脂，头痛，耳痛，三叉神经痛，慢性鼻炎，肩臂痛，胸胀胸痛，肋痛，坐骨神经痛。

※以上以三棱针刺出黑血甚效。

杨维杰老师按：丰隆为胃之络穴，沟通脾胃，能健脾和胃，善治脾胃之病。中医认为脾胃为生痰之源，因此丰隆有清降痰浊之功。古诀认为本穴为痰之会，为祛痰要穴。俗谚"百病皆生于痰"。本穴有祛风化痰、开窍安神之功，主治范围甚广，凡由痰湿引起之疾病皆能治疗，如咳嗽、气喘（见《肘后歌》）、血脂高及痰迷心窍或痰热扰心之癫痫狂或中风皆有效。

《针灸甲乙经》说，本穴主"喉痹猝喑，实则癫狂……"《千金方》说："主胸痛如刺。"《针灸大成》说："主胸痛如刺，腹若刀切痛……"阳明经为多气多血之经，善于通腑泄热，活络除湿，且脾胃主肌肉，本穴对肌肉风湿痛甚效。《会元针灸学》说："丰隆者，阳血聚之而隆起，化阴络，交太阴，有丰满之象，故各丰隆。"本穴对气分血分之实证皆能治之。

本穴也为刺血要穴，刺血机会有时较委中及尺泽还多。也有谚语说："怪病必有瘀，杂病必有瘀，久病必有瘀，难病必有瘀。"因此活血化瘀法治疗"久、难、怪、杂"之病甚效。此处常有瘀筋浮现，极适合刺血，而且在小腿正面，极为方便。既然本穴为痰会，又为刺血要穴，能活血祛痰，允为治疗疑难杂症第一刺血要穴也不为过。

本穴刺血除治疗心脏病、肺脏病及前述刺血所列疾病甚为有效外，对于侧身各种病变更有特效。如上述之偏头痛、耳痛、肩臂痛、肋骨痛，侧面（胆经）之坐骨神经痛及足跗痛均有特效。

二、12个一级穴位

（一）公孙（足太阴脾经络穴，奇经八脉交会穴通于冲脉）

【定位】在足大趾本节后1寸。

【主治】总治前身各病，补脾兼补肾要穴，能平冲降逆。

前头痛，眉骨鼻骨酸痛，脾胃胸腹各种病（急性胃痛、胃下垂甚效），高血压⊥，手麻‖，肠梗阻，痛经，呕吐，呃逆，奔豚气。

（二）涌泉（足少阴肾经井穴）

【定位】足掌心陷中，足底前1/3处。

【主治】本穴能补水润木，肝肾并调，祛风祛寒及开窍。

急救要穴（厥逆要穴），半身不遂，腿屈不灵，不语症，鼻衄，血尿，紫癜，通乳，尿潴留，婴儿不啼，抽筋、震颤，脑外伤后遗症，昏睡不醒，头顶痛，黄疸，疝气，消渴，蛋白尿，癫痫，中风闭症，狂症，奔豚，癔症，不射精症，顽固性呃逆，呕吐，降血压。

（三）梁丘（足阳明胃经郄穴）

【定位】在膝上2寸，阴市下1寸两筋间。

【主治】

1. 阳明经多气多血，郄穴也多气多血，本穴调理气血作用极强。

2. 郄穴能止血止痛，尤善治急痛。本穴治疗腹部之急痛尤为有效。

3. 胃痛、胃溃疡、胃出血及各种肠胃病均甚效，腹痛‖，乳痛，缺盆痛∠，伤科新病，腹泻，恶心、呕吐，腹痛，胆石痛。

（四）合谷（手阳明大肠经原穴）

【定位】拇指与食指叉骨间陷中。

【主治】

1. 大肠与肺表里，肝经与大肠通，又阳明多气多血，本穴对呼吸、消化、循环皆有调整作用。

2. 四总穴歌诀"口面合谷收"。本穴常用于治五官病，本穴常与太冲配用，称之开四关，有镇静、镇痉、镇痛作用。

3. 齿痛（配足三里，治上下齿痛）∠，鼻炎∠，颜面神经麻痹∠，肘痛⊥，感冒，止喘（配内关），疗痈（配曲池）‖，面目各病（配曲池），急性扁桃腺炎针合谷、配少商，呃逆，肠痉挛，肩周炎⊥，大腿痛∠，髋关节痛∠，足跟痛∠，配太冲称为开四关，为镇定要穴。治中风、小舞蹈病、脏躁、奔豚、失眠、血管性头痛、癔症性失语。

（五）阴陵泉（足太阴脾经合穴）

【定位】在膝下内辅骨下陷中。

【主治】

1. 本穴为脾（土）经合（水）穴，能脾肾双补，为治水要穴（水肿及小便不利）。

2. "合治府病"，本穴调理脾胃作用甚好。

3. "合治逆气而泄"，本穴为治满要穴及治慢性腹泻要穴。

4. "疾高而内者取之阴之陵泉"，本穴对肩周炎及慢性头面病疗效也好。

5. 前头痛、眉棱骨痛、鼻骨痛，肩周炎，急慢性腹泻（配曲池），糖尿病（配三阴交），肾脏病变、肾性水肿、蛋白尿（配复溜），胃酸过多、反胃（配肾关），小便不通（配足三里）。

（六）陷谷（足阳明胃经输穴）

【定位】在次趾外，本节后，去内庭1寸。

【主治】

1. 本穴为胃（土）经俞（木）穴，能调理肝脾治肝脾（木土）不和之病。

2. "俞主体重节痛"，治本经所过之沉重及疼痛有效。

3. 荥"俞"外经，本穴治阳明经之各种疼痛皆效。

4. 偏头痛∠（太阳穴之偏头痛）特效，腹泻（尤其是痛泻）甚效，腹胀，胸胁满，鼻塞，面部水肿，上睑下垂（无力），痛经，腹股沟疼痛。

（七）阳陵泉（足少阳胆经合穴）

【定位】在膝下1寸外尖骨前之凹陷处。

【主治】

1. 本穴为胆经合穴，治胆腑之病极效，也治肝病。

2. 本穴为"筋之会"，对运动系统疾病疗效甚好。

3. 本穴为少阳木经之土穴，能调理肝（木）脾（土）不和及肝木侮土之病。

4. 木主筋，土主肉，木主风，土主湿，筋肉及风湿并治，又少阳主骨所生病（《灵枢·经脉》），因此筋骨肉皆治，为治运动系统重要穴位。

5. "疾高而外者取之阳之陵泉"（《灵枢·九针十二原》），又善治偏头痛、三叉神经痛、五十肩等。

6. 内脏出血‖，阳陵泉为筋之会，对各关节屈伸不利有良效，上肢痛，偏头痛，三叉神经痛∠，手腕痛，胁痛（有特效）‖，胃溃疡要穴，胆囊病变要穴，颜面神经麻痹，耳鸣，口苦，痹证，半身不遂，膝痛∠，带状疱疹（点刺）。

（八）鱼际（手太阴肺经荥穴）

【定位】在大指本节后内侧赤白肉际散纹中。

【主治】

1. 本穴为肺经（火）穴，能调肺阴到肺阳，肺炎、肺寒、喘咳皆有效。

2. 本穴为荥穴，荥俞主外径，感冒及喉痛皆有效。

3. 奇穴之"土水穴"即此穴，本穴非只治肺，脾肾也治，理气及健脾作用也甚强。

4. 大便不正常∠，胃痛，喉痛∠（配液门有特效），手掌痛∠，腱鞘炎，气管炎，肺炎，急性扁桃腺炎，自汗‖，上肢及肩痛，咳引尻痛，岔气肋腰痛。

（九）中渚（手少阳三焦经输穴）

【定位】在无名指与小指之本节后间陷中。

【主治】

1. 本穴为三焦经俞穴，"俞主体重节痛""荥俞主外经"对于三焦经之疼痛甚效。

2. 手少阳与足少阳同名经同气相求相通，也能治足少阳经之疼痛。

3. 三焦与肾脏腑别通，本穴也能治肾病。

4. 本穴五行属木，也能舒郁理气。

5. 急性腰痛，起坐性腰痛∠，手臂痛，肩关节炎，落枕，急性扁桃腺炎，耳鸣，舌颤，耳中痛，头痛，背痛，脊间心后痛，腰臀痛，中风后手握难开，类风湿关节炎，胸闷胃痛。

（十）复溜（足少阴肾经经穴）

【定位】太溪上2寸。

【主治】

1. 复溜为肾经之经（金）穴，经主喘咳寒热，金与肺与皮毛相应。故本穴善治无汗，自汗及盗汗。

2. 本穴为肺之母（金）穴，能补肾温阳利水，又能滋补肾阴，治疗口干、遗精、失眠、眼病等。

3. 本穴理气补肾善治急慢性腰痛、足跟痛、骨刺。

4. 闪腰疼痛，慢性腰痛，手麻，眼科各病之要穴，利水治水肿及寒饮，骨刺必取，无汗多汗，自汗，盗汗（配合谷、后溪），急救回阳，口干、肾亏各病皆可治疗。

（十一）外关（手少阳三焦经络穴）

【定位】阳池上2寸，桡尺两骨间。

【主治】

1. 外关穴为三焦经络穴，沟通三焦与心包，能理气活血止痛。

2. 手足少阳同名经相通，也能治足少阳经之病痛，对于偏头痛、落枕、耳鸣、腮腺炎等有效。

3. 脏腑别痛三焦与肾通，本穴也有理气活血补肾作用。

4. 本穴为奇经八脉交会穴，通于阳维脉。阳维病苦寒热，本穴有和解少阳，除热散风清利头目五官的作用。本穴能祛风湿、通经络、止疼痛，能治多种关节痛，尤善治上肢痛。

5. 外感头痛，偏头痛，耳鸣，颞颌关节痛⊥，落枕，颈肌风湿痛，肩周炎，背痛，急性腰扭伤，环腰痛，腰冷，胸胁挫伤，膝痛，小腿痛，踝扭伤，少阳经坐骨神经痛，中指麻木，网球肘，五指疼痛，腹痛，下胎衣，配足临泣或风市总治少阳经之疼痛。

（十二）悬钟（又名绝骨，足少阳胆经穴位，为髓之会）

【定位】在外踝上3寸。

【主治】

1. 悬钟为髓会，可益髓生血，治贫血及白细胞不足。

2. 本穴能舒筋活络，壮骨益髓，穴属少阳，能治项强，落枕，胁胀痛，半身不遂。

3. 能益髓健脑治头痛，脑瘤，脑炎。

4.《针灸甲乙经》说悬钟为三阳之大络，如此则三阳病皆治，尤善治少阳阳明两经合病及治风痰之病，如颜面神经麻痹、乳发炎、乳肿痛、脾大、脾硬化等。

5. 落枕（项强），髋骨痛，小儿麻痹，半身不遂下肢不利，头痛，脑炎，脑瘤，急性腰扭伤，脚踝扭伤，贫血，白细胞不足，脾大，脾硬化，扁桃体炎，甲状腺肿大，乳痛，乳发炎，乳腺小叶增生。

三、其他常用穴位

（一）孔最（手太阴肺经郄穴）

【定位】尺泽下3寸。

【主治】痔出血乚（于委中放血后，配孔最、承山尤佳），胃溃疡，肺经急性病，急性扁桃腺炎，急性咽炎，尿血配命门。

（二）列缺（手太阴肺经络穴）

【定位】去腕上1.5寸，以两手交叉，食指末陷中。

【主治】全头痛、偏正头痛，落枕，鼻衄，小便癃闭，阴中痛，点刺治胸部打伤瘀血。

（三）少商（手太阴肺经井穴）

【定位】大指内侧去瓜甲韭叶。

【主治】急救（中风、昏厥、心脏停搏等之急性发作者）。取12个手指尖之井穴放血，喉痛、扁桃腺炎，腮腺炎，鼻衄，顽固呃逆，退热，狂症（配大敦），癔症性失音，降血压，中风后上肢麻木。

（四）商阳（手阳明大肠经井穴）

【定位】次指内侧。

【主治】喉痛↓，急救，退热，呃逆，腹泻，便秘。

（五）三间（手阳明大肠经输穴）

【定位】食指本节后内侧陷中。

【主治】牙痛，恶阻，腹痛，腰痛，胸痛，三叉神经痛，肩周炎，失眠，嗜眠，目痛，落枕，咳嗽，手指痉挛。

（六）手三里（手阳明大肠经穴位）

【定位】曲池下3寸，按之肉起，锐肉之端。

【主治】肩背痛⊥，耳痛（配太溪），疔痈瘰疬，鼻炎，落枕，急性腰扭伤，膝痛。

（七）迎香（手阳明大肠经穴位）

【定位】鼻翼旁开5分。

【主治】鼻炎（引针），面上似有虫行，青春痘，便秘，胆石症（透四白），胆绞痛（透四白），心律失常。

（八）条口（足阳明胃经穴位）

【定位】在足三里下5寸（下廉上1寸）。

【主治】肩痛、肩臂不举（五十肩），肘痛，食指痛，腰扭伤，转筋，筋急口噤。

（九）内庭（足阳明胃经荥穴）

【定位】在次趾、中趾之间，脚叉缝尽处之凹陷中。

【主治】经痛，月经困难，难产（孕妇禁针），风疹块，牙痛（上），腹胀，脸肿，鼠蹊部疼痛，小儿吐乳。

（十）承山（足太阳膀胱经穴位）

【定位】在委中下8寸，踹肉之间。

【主治】腰背疼痛∠，腰扭伤∠（有特效），痔漏、便血，先委中放血，再孔最配承山（刺血甚效），跌打损伤：先刺承山再对侧痛点，抽筋、转筋，经痛，下肢发凉，习惯性便秘，落枕、后头痛，胃痉挛。

（十一）昆仑（足太阳膀胱经经穴）

【定位】在足外踝后 5 分，跟骨上陷中。

【主治】脊椎痛‖，五更泻‖，外踝肿痛‖，坐骨神经痛⊥，后头痛，脚踝痛。

（十二）阳池（手少阳三焦经原穴）

【定位】腕背横纹中。

【主治】糖尿病，睾丸炎，外踝扭伤，灸治子宫后倾。

（十三）支沟（手少阳三焦经经穴）

【定位】在阳池后 3 寸，两筋骨间陷中。

【主治】胸脘痞闷‖，肋骨神经痛∠，前臂痛∠，便秘（良效）‖，坐骨神经痛∠，胆固醇偏高。

（十四）大敦（足厥阴肝经井穴）

【定位】拇指兼爪甲根外侧 1 分许。

【主治】阳痿，疝气，崩漏，狂证（配少商），镇定，急救。

（十五）大椎（督脉穴位）

【定位】第 1 椎上之凹陷中。

【主治】一切热病（如扁桃腺炎），外感症，疟疾，四肢逆冷，温阳（阳虚各病），气喘（配丰隆），脐周痛，青春痘，寄生虫病。

（十六）百会（督脉穴位）

【定位】头顶之中心，两耳连线之正中央（诸阳之会）。

【主治】外感高热，头痛、头晕，脑充血、血压高↓，脑贫血↰。内脏下垂、脱肛、子宫下垂↰，遗尿，鼻炎、鼻塞，中风半身不遂，足跟痛、足底痛（上下对应也）。

（十七）水沟（人中也）（督脉穴位）

【定位】上唇沟上 1/3 处（手足阳明督脉交会）。

【主治】急救（人事不省、晕针），脊痛（腰椎痛）配昆仑，脸面水肿，口臭（配大陵），急慢性腰痛（配后溪或中渚），颈腰骨刺，便秘，镇定（癫狂、急惊风）。

（十八）承浆（任脉穴位）

【定位】下唇之凹陷中（手足阳明任脉交会）。

【主治】颈项强直、落枕（属前后对应），男子疝气、女子癥瘕，糖尿病，闭经（开上窍启下窍且任脉通于阴部），齿痛。

（十九）膻中（任脉穴位）

【定位】在两胸之间。

【主治】气喘，一切气病（气逆气滞、气郁皆有效），胸闷，呃逆，通乳。

（二十）中脘（任脉穴位）

【定位】在肚脐上 4 寸。

【主治】前头痛，整体治疗之要穴，胃肠炎、胃下垂、胃痉挛、胃痛、妊娠呕吐（初期可刺）。

（二十一）气海（任脉穴位）

【定位】在肚脐下 1 寸半。

【主治】肾亏各病，妇女月经不调，五淋（各种小便不利）要穴，白带要穴，各种气病，闪腰岔气。

（二十二）中极、关元（任脉穴位）

【定位】中极在肚脐下 4 寸，关元在肚脐下 3 寸。

【主治】

1. 为任脉与脾、肝、肾之四阴交，为滋阴固本要穴。

2. 肾亏各病、阳痿（用针）、早泄（用灸）。

3. 膀胱炎、淋病、尿道炎（泌尿系之病变）。

4. 妇女月经不调。

5. 小便失禁、不通。

6. 脱症急救。

7. 重性心律不齐。

小结：杨维杰老师的董氏奇穴医案所提之穴位及刺络常用穴位，笔者在临床中基本都操作过，每一种刺络的方法有每一种的特殊疗效，经笔者临床运用疗效确切而神奇，能让病痛消失于瞬间，望董针爱好者亲自实践并提出宝贵意见，以便更好地弘扬董氏奇穴。谢谢！

第九章　胡光针方要诀

胡光医师临床治验医案、医话中经常使用的或曾经使用过的传统组穴、董氏奇穴组穴以及治验增补组穴。

一、头面部组穴

（一）镇逆组穴

此组穴为韩汝训教授妙用之攒竹穴和印堂上 3 分董氏奇穴之镇静穴组成，3 穴合为镇逆穴。

【治疗范围】咳逆、喘息气逆、顽固呃逆、一切气机上逆诸症及忧郁症、强迫症、疑病症、洁癖等。

【治验应用】

1. 神经官能症、梅核气加失音穴或梅核点。

2. 喘息加重子穴、重仙穴、小间穴、大间穴、浮间穴、外间穴。

3. 奔豚气加膻中穴或开四关。

（二）同步组穴

此组穴分为小同步、中同步、大同步 3 部分。

1. 小同步为风池穴、完骨穴、天柱穴。

2. 中同步为百穴、风池穴、完骨穴、天柱穴。

3. 大同步为百会穴、四神聪穴、风池穴、完骨穴、天柱穴、上星穴（或神庭穴）、头维穴、率谷穴、印堂穴或加舌下 3 针。

【治验应用】

1. 神经官能症（加中白穴、下白穴、肾关穴、心门穴）。

2. 血管性痴呆，早老性痴呆，脑萎缩中风后遗症，嗜睡症（加三重穴）。

3. 帕金森病或症（加配灵骨穴、大白穴、三重穴或上三黄穴、下三皇穴）。

4. 精神分裂症（加①怪三针。②丰隆穴。③少泽放血）。

5. 癫痫（临症加减）。

二、腹部组穴

新老十针

学习参照金针王乐亭前辈的理论和老十针及其应用，推广并发挥已扩大其治疗范围。

【取穴详解】神阙上下左右 1.5~2 寸等分点加右日月穴和开四关。

注：外老十针为以上穴位加子宫穴。

【治疗范围】胃溃疡、十二指肠球部溃疡、萎缩性胃炎、胃肠神经官能症、慢性胆囊炎、慢性肝炎、慢性胰腺炎。

【治验应用】

1. 治胃下垂、肾下垂加百会穴。

2. 治肾下垂、膀胱下垂、子宫下垂改为外老十针。

3. 治疗不育症、不孕症：外老十针加妇科穴、还巢穴。

4. 用于中风后遗症长期针灸调整期和久治不愈的面神经瘫痪。

分为两种刺法：

1. 重刺日月，轻刺中州（柴胡疏肝散证，逍遥散证）。

2. 重刺中州，轻刺日月（补中益气汤证，归脾汤证）。

提示：运用见肝之病当先实脾的思想和脾胃论的学术思路。

三、腰背部组穴

华佗夹脊：颈段、胸段、腰段、骶段，按宋冠生老师刺法，分为盘龙刺、花盆刺等。

【治验应用】

1. 脑血管疾患、帕金森病、假球麻痹、真球麻痹：颈段挟脊配风池、完骨、天柱。

2. 胸痹（胸痛及冠心病）：胸段挟脊加中白、下白、肾关、心门。

3. 脾胃病：脾胃段挟脊加新老十针、足三里、火菊、火连、火散。

4. 萎缩性胃炎、慢性胰腺炎、胆囊炎、胆结石：脾胃段挟脊加火主，火硬深透阳陵。

5. 妇科疾患：腰骶段挟脊加外老十针、妇科穴、还巢穴。

6. 用于胃下垂消瘦或肥胖病，调节下丘脑腹内侧核，腹外侧核的饱食、饿食中枢；配风池、完骨、天柱及外老十针用于改善人体素质；调督脉、调节自主神经功能紊乱加中白穴、下白穴，肾关穴，心门穴。

四、上肢部组穴

（一）制污穴

治疗恶血不出、脓口不收、久年恶疮、褥疮久不收口。
【治验应用】
1. 可配曲池穴、血海穴治疗白塞氏病，荨麻疹，带状疱疹，丹毒，无名肿毒，前列腺炎，脓肿。
2. 治疗牛皮癣加驷马埋线（注：衡水故城县陈忠文医师临床应用治疗）。
3. 治疗白癜风（注：湖北荆门市胡超伟医师临床应用治疗）。

（二）木火穴

木火穴在中指、食指、无名指背第3节横纹中央。
【治验应用】
1. 治疗脑血管病、偏瘫、偏枯（中风后遗症），患者令其动。
2. 下肢冷，双侧中指取穴。
（注意：每次限用6分钟，超过8分钟耗气，超过20分钟无效）

（三）眼黄穴

治疗巩膜黄染、明目、眼底出血、青光眼、眼压高、房水循环障碍、视神经萎缩。
提示：所有眼疾皆可用之，白内障无效；视神经萎缩是病情而定；中心浆膜性黄斑病变极效。
（注：湖北荆门市胡超伟医师用于治疗腓肠肌疼痛和腓肠肌痉挛）

（四）木穴

治疗手足癣、过敏性鼻炎、鼻流清涕、酒渣鼻、目疾、外感风邪引起的一切过敏疾病、一切肝郁不舒之症。
【治验应用】木穴加尺泽穴、委中穴点刺出血。

（五）五虎穴

主治全身骨痛。

【治验应用】

1. 治疗上肢疼痛用五虎一、五虎二、五虎三。

2. 治疗下肢疼痛用五虎四、五虎五、五虎六。

提示：于赤白肉际背向掌侧下针。

（六）妇科穴、还巢穴（送子观音穴）

常单用，可配外老十针，活血加三重穴，补脾加火菊穴、火连穴、公孙穴、太白穴。

【治验应用】

不孕、不育，妇科病，内分泌疾病。

（七）双凤穴、双玲穴

放血治疗肺癌及一切癌症晚期，每周 2 次。

【取穴详解】

无名指掌侧第 2 掌指关节青筋处。

（八）土水穴

治疗足跟痛配眼子穴。

（九）中渚穴、液门穴（三叉三穴）

直刺入无名指、小指关节节缝，治疗耳鸣、耳聋。

【治验应用】

1. 治耳聋可加风池、完骨、天柱。

2. 耳鸣、脑鸣加同步；新老十针加三叉三治耳聋。

3. 配翳风穴（可治呃逆）、耳门穴、听宫穴、听会穴。

4. 可配合上三黄穴、下三皇穴；急性加开四关穴。

（十）小节穴

【治验应用】

1. 治疗坐骨神经痛，腰椎间盘膨出、突出、脱出，黄韧带肥厚，后纵韧带钙化，椎管狭窄配腕顺一、腕顺二穴。

2. 治疗急性腰痛或扭伤配二角名穴。

3. 治疗下肢痛配心膝穴（蜻蜓点水法）。

备用：李旸四针；五虎擒羊。

4. 治疗气结。

5. 治疗痛风：小节穴加制污穴、木火穴或加李暘四针（人中穴、后溪穴、束骨穴、复溜穴）。

6. 单用小节穴治疗腕踝扭伤。

（十一）重子穴、重仙穴、小间穴、大间穴、浮间穴、外间穴

【治验应用】

1. 治疗哮喘，急性哮喘加太冲穴，慢性加下三皇穴（肾不纳气）。

2. 附睾炎，精索炎，淋病（气血膏劳砂石淋）。

3. 性病，炎症、化脓加制污穴。

4. 尿频、尿急加秩边穴，尿闭。

5. 肩疼痛（膏肓痛）。

6. 膝盖痛。

（十二）三间穴、液门穴

治疗头痛、偏头痛（左右手交替取穴）。

（十三）其门穴、其正穴、其角穴

【治验应用】

1. 配承山穴、痔疮穴，口舌系带放血。

2. 治痔疮便血用双针承山。

3. 治疗肛门裂：舌系带点刺出血加公孙穴、太白穴。

（十四）正脊穴

【定位】肩髃穴与曲池穴连线四分法入肱骨后缘贴骨刺。

【治验应用】

1. 适用于一切类型颈椎病，组穴为正脊、灵骨穴、大白穴、肾关穴（或下三皇穴）。

2. 治疗淋巴结炎、淋巴结核、肺癌。

提示：偏方"蜈蚣鸡蛋羹"。

五、下肢部组穴

（一）火包穴（传统穴为独阴穴）

【治验应用】
治疗心绞痛，点刺出血。

（二）上三黄穴、下三皇穴

上三黄包括明黄、天黄、其黄穴；下三皇包括肾关、地皇、人皇穴。
【治验应用】
1. 上三黄、下三皇交替使用（上三黄加肾关；下三皇加明黄）。
2. 治疗糖尿病加合并症穴，可治疗崩漏症。
3. 肝肾同源为调补肝肾之要穴，又作调整穴。
提示：上三黄为"一贯煎"，下三皇为"六味地黄丸"。

（三）外三关

治疗弥漫性疼痛、不宁腿、癌症。
【治验应用】
1. 肺癌加重子穴、重仙穴、小间穴、大间穴、浮间穴、外间穴，肺癌咳嗽加失音穴。
2. 肝癌加肝胆四针。
3. 胃癌加火菊穴、火连穴（公孙穴、太白穴）。
4. 胰尾癌加新老十针、火菊穴、火连穴、火散穴。

（四）失音穴

治疗声哑、咽喉炎、梅核气、食道型颈椎病、甲状腺功能亢进、甲状腺功能低下、甲状腺肿大、假球麻痹、真球麻痹失语等。
【治验应用】
1. 声哑、咽喉炎加双侧重子穴、重仙穴。
2. 梅核气加双侧梅核点。
3. 甲亢加中白穴、下白穴、肾关穴、心门穴；甲状腺功能低下加新老十针，单纯性甲状腺肿大加三重穴。
4. 假球麻痹、真球麻痹、进行性脊肌萎缩侧索硬化加失音穴、上瘤穴、新老十针、风池穴、完骨穴、天柱穴。

5. 失语（运动性、感觉性、命名性）可加风池穴、完骨穴、天柱穴。

六、综合组穴

（一）李旸四针（有称鲍四针或杨四针）

人中穴、后溪穴、束骨穴、复溜穴。

【治验应用】

1. 通督脉：治疗腰痛特别是椎管狭窄、强直性脊柱炎。

2. 止痛要穴：①三叉神经痛。②舌咽神经痛。③膝痛加五虎擒羊。④尿闭、尿失禁、遗尿、夜尿多、尿床。

注：原因扩大其治疗范围故仍从其原穴名，现因教学授课改称为"李旸四针"。

（二）怪三针

怪三针包括正会穴、次白穴、鼻翼穴。

【治疗范围】治疗尿床、抽动秽语综合征、多动症、精神不集中、口吃、癔症、考前综合征、小儿脑瘫、痴呆、脑发育不良、癫痫、狂躁、怪病。

【治验应用】

1. 治疗胃痛、小儿疳积：正会穴、次白穴（向指侧倾斜45°~60°）。

2. 运动异常病：正会穴、次白穴、小节穴。

3. 面肌痉挛（眼跳）：正会穴、鼻翼穴、眼黄穴。

（三）灵骨穴、三重穴

灵骨穴、大白穴为补阳要穴，三重穴可活血化瘀。

【治验应用】

这组穴的作用与补阳还五汤疗效相似，用于一切偏瘫。

（四）肝胆四穴

治疗肝胆病、胁肋痛，为治疗肝癌晚期疼痛之要穴。

【治验应用】

1. 配肝胆段夹脊。

2. 配新老十针（重用日月）。

3. 加外三关穴。

提示：病危可加双凤穴、双玲穴放血。

【取穴详解】腕后3寸桡侧赤白肉际处和足次趾背侧上推至尽头处。

（五）中白穴、下白穴、肾关穴、心门穴

【治验应用】

治疗任何自主神经紊乱、心肾不交症、多类型抽动症、一切类型神志病、水肿（通调水道）。

【选配】

1. 治疗心律不齐配心门穴、心常穴。

2. 治疗心胆气虚配胆穴。

3. 治疗心律失常（怔忡）配心膝穴。

（六）美容、减肥组穴

华佗夹脊、新老十针、驷马穴、下三皇。

【治验应用】

1. 减肥：华佗夹脊，新老十针（射线排刺），驷马柳叶刺。

2. 乳腺增生：驷马加下三皇。

3. 美容：下三皇。

4. 驷马：可缩胸、丰胸。

（七）曲池穴、血海穴、驷马穴

【治验应用】

1. 治疗荨麻疹、药疹、神经性皮炎。

2. 治疗丹毒加制污穴。

3. 治疗黄褐斑、老年斑、蝴蝶斑加下三皇。

4. 治疗瘙痒症曲池穴，强调手法频作。

5. 驷马穴可以治疗乳腺增生、丰乳。

6. 喘息加柳叶刺。

小结：胡光老师乃笔者多年好友，也是笔者学习的榜样。他以其高尚医德、精湛医术，精诚济世、热忱奉献的精神为患者解忧、为社会造福，在当今中医界堪称楷模，赢得了广泛赞誉和崇高的声望。

第十章　董氏奇穴与正经临床特效穴总结

一、头部疾病

1. 头痛

①木火加肺心，妇科，富顶，后枝，火主（心脏病引起），天皇，火散，针灵骨立可缓解。

②背部五岭点刺。

2. 偏头痛：指三重，妇科，六完，三重（特效），四花外点刺（侧三里+侧下三里+肾关4~5次，头痛即不复发），九里，耳背刺加足解穴。

3. 前额痛：二角明加中白，火菊加火连，水相加中白，五虎四。

4. 后项痛：指三重加人皇。

5. 头顶痛：妇科。

6. 巅顶痛：门金。

7. 巅头痛：火主。

8. 眉棱骨痛：二角明，花骨一，肾关。

9. 鼻骨痛：二角明，花骨一。

10. 后头痛：指三重，火菊加火连，水相加正筋加正宗，冲霄点刺出血。

11. 太阳穴部位：门金。

二、眼部疾病

1. 眼角痛：大间，小间，海豹，火散，花骨一。

2. 眼角发红：上白，花骨一，驷马。

3. 眼花：火腑海，火散。

4. 眼晕：火菊。

5. 眼散光：肾关，中白。

6. 眼球歪斜：肾关加三皇。

7. 眼暴痒：上白加上三黄，花骨一。

8. 眼痒：上白，火硬刺。

9. 眼发干：木穴，明黄，复溜（光明）。

10. 流泪：木穴。

11. 火眼病：腕顺一、腕顺二。

12. 青光眼：肾关加复溜加行间。

13. 白内障：水相加肾关加人皇，四花中，光明。

14. 针眼：灵骨左右交刺，一两次即愈。

15. 角膜炎：耳尖、肝俞、五岭点刺出血，加针上白穴，效果更佳，驷马穴。

16. 眼跳：侧三里、侧下三里，肾关，风市、复溜。

三、鼻部疾病

1. 鼻炎：指驷马，火腑海穴，分金，四花上加驷马，马金水（过敏性鼻炎：印堂）。

2. 鼻衄：腕顺二穴，肩中，搏球。

3. 鼻塞：火硬。

4. 感冒鼻塞：肩中特效，门金，侧三里一针通。

四、耳部疾病

1. 耳鸣：指驷马，灵骨（肺经虚者），火硬，六完，花骨一。

2. 耳聋：灵骨，花骨一，驷马，三泉，先三重放血、再驷马穴，总枢穴放血。

3. 耳中神经痛：木留（特效）。

4. 耳炎：指驷马。

5. 中耳炎：外三关，外踝四周散刺出血。

6. 梅尼埃病：六完，上三黄加百会（留针2小时，特效）。

7. 耳痛：三重，四花外同时点刺出血。

五、口舌齿疾病

1. 下颌痛、张口不灵：火硬。

2. 口内生瘤：四花上，四花中点刺。

3. 牙痛：浮间、外间，四花外刺，侧三里加侧下三里加灵骨。

4. 唇喎：火主加灵骨，一重、二重、三重。

5. 唇生疮：犊鼻点刺。

135

6. 牙龈出血：上三黄。

7. 舌根较大而言语不清者：失音。

8. 舌强言语困难：三重加木留，肩中、商丘。

9. 唇痛、白口症：上下唇。

六、咽喉疾病

1. 喉咙生疮、咽炎：足千金 、五金，外三关。

2. 慢性咽喉炎觉喉中痒而欲咳者：灵骨加大白加手心喘咳点。

3. 咽喉肿痛：火主加曲池，通肾胃背，三重、足千金点刺出血。

4. 鱼刺鲠喉：手五金、手千金；三重（特效），足千金、足五金（特效）。

5. 口干：指肾（或三重放血，再针侧三里、侧下三里）。

6. 发音无力：背面穴。

7. 咽感异常：劳宫穴下 1 寸。

8. 咽喉炎：曲陵点刺。

9. 喉炎：分金加镇金。

10. 喉瘤：通肾胃背。

11. 瘰疬：三重、六完（均取患侧）。

12. 发音无力：背面穴。

13. 食道癌：三重。

七、颜面疾病

1. 三叉神经痛：木留加足三重（特效）。

2. 脸面神经麻痹：指三重，灵骨，富顶加后枝，四花外刺，侧三里加侧下三里加风市，三重点刺出血。

3. 面神经紧张：驷马，上中下泉。

八、颈项疾病

1. 甲状腺肿大：一重、二重、三重加通天、通关、通山（往外、内长者），三反（往内），驷马（眼突出）。

2. 颈部胸索乳突肌痛：心门。

3. 扁桃腺炎、甲状腺肿：足千金、足五金，外三关。

4. 脖颈痛：肺心穴，上白，富顶加后枝，火菊，三皇，四肢穴，九里。

九、上肢疾病

1. 手腕手臂痛：水愈刺，三重，中九里。

2. 手臂及手指痛：天地人士，花骨二。

3. 手抽筋：火陵，火山。

4. 手下臂痛：火串。

5. 手足麻木：大间，五虎一、五虎二，火菊，肾关，九里。

6. 手指拘挛不伸：重子加重仙加泻尺泽；姐妹一、姐妹二、姐妹三。

7. 手腕桡侧扭伤：上白（患侧），驷马。

8. 手大指痛：中白加下白，海豹，胆穴。

9. 手痛：人宗，火主。

10. 中指、无名指不能弯曲：木留。

11. 手腕无力：水曲（特效）。

12. 手指无力：花骨一。

13. 上臂痛：四花副刺，外三关，上曲。

14. 手三里附近麻痛：四肢加天皇。

15. 肘以下至腕之手臂外侧痛：上三黄（特效）。

16. 肘关节炎：曲陵刺。

17. 手腕痛：足临泣、地五会、侠溪（倒马）。

18. 两手拘挛：泻尺泽，针肾关。

19. 肘关节痛：灵骨特效，风市，四花中。

20. 手指麻：对侧门金、束骨，再针大间，肾关、复溜特效。

21. 中指（趾）麻：通关、通山。

22. 指关节痛：五虎一，人士。

23. 腕关节痛：侧山里、侧下三里。

24. 腱鞘炎：五虎一特效。

25. 手麻：手三里。

26. 肩背痛（膀胱经第二行外侧痛）：足千金、足五金，马金水加快水。

27. 肩痛：肾关（但下针不贴胫骨，离胫骨5分），七虎。

28. 肩冷：四花外强刺激。

29. 肩胛骨下端痛：腕顺一、腕顺二。

30. 肩胛骨痛：心膝。

31. 肩关节痛：灵骨加大白加上白，三重。

32. 肩臂痛：天地人士，外三关。

33. 肩胛骨痛：重子加重仙（未有不效者），心膝。

34. 肩后侧痛：六完加驷马。

35. 肩背痛：重子、重仙，通肾、通胃、通背特效。

36. 肩峰痛（发肿）：三通，九里，侧下三里。

37. 锁骨及肩髃部肿瘤：木留（特效），外三关。

38. 肩臂不举属心者：火膝。

39. 肩痛：肩中。

40. 缺盆上下痛：木留。

41. 锁骨炎：七虎。

十、下肢疾病

1. 四肢痛：四肢穴。

2. 腿肌痉挛：搏球。

3. 脚痛、麻：手五金、手千金，人宗，大主，火菊，九里。

4. 腿碰伤或委中外侧筋紧难伸：灵骨加尺泽。

5. 腿酸：火腑海穴，水愈，背面穴点刺出血，水金、水通，七里、九里。

6. 脚掌不能弯曲：腕顺一、腕顺二。

7. 脚无力：上白，肾关。

8. 膝盖痛：大小中间，心膝，火膝，胆穴，五虎四（肩中特效），重仙，土水，火硬刺，三金点刺出血。

9. 膝无力：心膝。

10. 膝内侧痛：心门。

11. 曲泉穴痛：心膝。

12. 小腿肚胀痛及曲泉穴一带筋紧：木火。

13. 小腿胀痛：肺心穴，手五金、手千金，云白加肩中，李白，上曲，次白，精枝点刺出血最佳。

14. 下肢无力：肩中加上曲、云白或加下曲、李白。

15. 一切下肢痛：灵骨加大白加中白。

16. 足三里至足外踝痛或麻：中白加下白。

17. 下踝关节扭伤（胆经部分）：上白（双侧），驷马（特效）。

18. 外踝痛：胆穴，五虎四、五虎五加小节；上白加二间；中白（肾性），云白加上白。

19. 内、外踝痛：五虎四、五虎五，中白、下白。

20. 足跟痛：肺心穴，五虎四、五虎五，火全，灵骨。

21. 足跟腱痛：胆穴。

22. 足趾麻痛：五虎二、五虎三。

23. 足背麻痛：五虎三、五虎四。

24. 足冷：四花外（轻刺激）。

25. 大腿痛：叉三特效，金林点刺出血特效。

26. 脚抽筋：正筋；次白。

27. 腿软无力（兼心跳）：肩中，通天特效。

28. 腿麻：驷马、肩中。

29. 趾麻：下三皇。

30. 腿冷痛：双凤点刺出血，再针通天、通肾。

31. 膝盖冷痛：针单侧通天，肩中。

十一、胸腹疾病

1. 胸痛：妇科。

2. 胸下心侧痛：上白。

3. 胸部打伤：灵骨加大白，驷马。

4. 胸部发闷：小间、中间，火陵，火山（禁用双手），手五金、手千金，曲陵刺。

5. 胸骨痛及肿胀：七虎。

6. 打伤中气呼吸困难：灵骨加大白。

7. 开疏胸气：四花外刺。

8. 胸腹侧痛（压痛）：驷马。

9. 胸腹膜炎：四花中点刺出血，再针驷马。

10. 胸腹部任脉线上痛：水相。

11. 胸连背痛：驷马、承山，肾关，上白。

12. 小腹侧痛：驷马、通天、通胃。

13. 肋膜炎（肋间神经痛）：指驷马，四花中、四花副、外刺，七虎穴，驷马。

14. 腹痛：指五金，手千金，手五金，花骨四。

15. 腹胀：灵骨加大白加土水，背面穴，水晶，四花下，腑快。

16. 腹膜炎：肠门（特效）。

17. 腹部肿瘤：外三关（特效）。

18. 上腹部胀大易罹中风：三重（可使上腹变小，并预防中风）。

19. 小腹胀：腕顺一、腕顺二。

20. 肋胁痛：火串。

21. 胁下痛：三重。

22. 胸胁痛：木灵。

十二、腰背疾痛

1. 坐骨神经痛：上白，火腑海穴，手五金，手千金；花骨三、花骨四，灵骨、大白特效，鼻翼特效。

2. 肺功能引起之坐骨神经痛：上白、灵骨，火陵，上曲、下曲，温溜、下廉，肩贞、臑俞。

3. 肾脏性之坐骨神经痛：中白，腕顺一、腕顺二，肾关。

4. 少阳经坐骨神经痛：上白，中白，火陵。

5. 椎间盘突出压迫神经之坐骨神经痛：四花副、下加腹肠穴，上三黄（特效）。

6. 心经之坐骨神经痛：天府、侠白，通里、大陵、内关、间使。

7. 背痛：指肾，重子、重仙，腕顺一、腕顺二（由肾亏引起），天士、地士、人士，九里。

8. 阔背肌痛（膏肓痛）：指肾，重子加重仙，腕顺一、二腕顺，搏球（50%有效），肾关（肾亏所致）。

9. 腰痛：灵骨，后椎加首英（若他法全无效时，此法可意想不到之功），水愈，水曲，花骨三、花骨四。

10. 背椎痛：肺心穴，水相，花骨三、花骨四，正筋、正宗，火全，四花外加肾关，马快水。

11. 背脊畸形：上三黄，下针即见效。

12. 正中线痛：委中点刺出血，再针昆仑。

13. 背连下腿痛：马快水（特效）。

14. 腰酸：火腑海穴，支通、落通，火散，搏球，肾关。

15. 脊椎骨弯曲痛、手脚痛：消泺。

16. 脊椎骨脱臼：后椎加首英。

17. 腰脊痛：腕顺一、腕顺二，三皇。

18. 第1、2胸椎两侧筋紧：天皇。

19. 腰椎强不能弯曲：灵骨加叉一。

20. 骶骨后上脊两侧痛：肺心穴，腕顺一、腕顺二。

21. 背痛：火散。

22. 闪腰岔气：二角明，马金水。

23. 膀胱经外骶骨痛：中白。

24. 脊柱痛：心膝，中白。
25. 腰眼痛：二角明。
26. 尾骶尖端痛：心门，后会。

十三、心脏疾病

1. 心脏病：大间，心常（慢性扩大特效），四花上，四花里，天士、地士、人士（心跳过速）。
2. 心肌炎：心门，四花中上。
3. 心脏衰弱：指肾，天地人士加灵骨。
4. 心脏性之风湿病：火膝，心常，三通。
5. 心脏二尖瓣血管阻塞之胸痛：灵骨加大白。
6. 心痛：火膝，四花中、四花副，火包，肾关。
7. 心跳：小间，中间，心常，火串，心门，肩中，火菊，四花上、四花里，伏兔。
8. 心惊：胆穴。
9. 强心（昏迷时使用）：火硬。
10. 心下胀：心门，通关、通山。
11. 心跳过快：心门特效，通关、通天，四花中、四花外点刺出血。
12. 心肌炎：心门。
13. 血管硬化：四花中、四花副点刺出血。

十四、肺部疾病

1. 肺炎：重子（特效），大白刺。
2. 肺积水：四花中（特效）。
3. 肺结核：四花中、四花外点刺出血，再针驷马。
4. 肺瘤：四花中。
5. 肺气肿：四花中、四花外点刺出血。
6. 支气管炎：小间。
7. 肺癌、肺气肿：心常加灵骨、大白（特效）。
8. 咳嗽、气喘：重子（小孩最有效），大白刺，火腑海穴，天士、地士、人士配灵骨（特效），人宗，曲陵，四花外强刺激，土水穴（特效）。
9. 哮喘：四花上中，驷马。
10. 痰咳不出：重子、重仙。

十五、肝胆疾病

1. 肝火旺：木穴，木炎。
2. 肝炎：木炎，肝门，上曲刺，火包，火主。
3. 肝肿大硬化：木炎，上曲刺，再针肝门、明黄，肝俞点刺，再针上三黄。
4. 肝炎之肠炎：肠门，木斗，木留，三重。
5. 肝弱：富顶。
6. 口苦睡不着：木炎。
7. 慢性黄疸：眼黄加三黄，火枝加火全加其黄。
8. 急性黄疸：眼黄加肝门，火枝加火全加其黄。
9. 面黄四肢水肿：人宗。
10. 胆病：木斗，木留。
11. 胆结石：木枝。
12. 胆囊炎：火枝，火全。

十六、脾胃疾病

1. 脾大：上三黄，三重，木斗，木留，人宗。
2. 反胃（倒食）：天皇，肾关。
3. 胃酸过多：天皇，肾关。
4. 胃痛：浮间、外间、肠门、火主、门金、花骨四、四花中、四花上、四花下、四花里。
5. 胃下垂：脾大加足三里加内关加中脘，并灸神阙、气海、关元。
6. 胃炎，久年胃病：土水，门金。

十七、肾、膀胱疾病

1. 肾脏病之腰痛、腰酸：中白，腕顺一、腕顺二，水相。
2. 肾脏病之背痛：中白。
3. 肾亏：指肾，地士，搏球加四花中。
4. 肾痛：二角明。
5. 肾募穴京门处痛：二角明。
6. 肾脏炎：后椎加首英，水愈刺（特效），水相，天地人皇，通肾、通胃、通背，马金水加快水，腕顺一、腕顺二。

7. 肾结石：水愈，马金水。

8. 膀胱结石、膀胱炎：马快水。

9. 蛋白尿：天皇、地皇、人皇，通肾、通胃、通背。

十八、大小肠疾病

1. 肠炎：指五金，千金，肠门，门金，四花下，腑肠加门金，四花外刺，足千金，足五金，通肾加通胃。

2. 肠痛：灵骨，四花里。

3. 肠胃慢性出血：姐妹一、姐妹二、姐妹三。

4. 肠风下血：中白。

5. 痔疮出血：委中刺加中白。

6. 大便脱肛：其门。

7. 顽固性便秘：其门。

8. 便秘：火串。

9. 肚脐周围及腰痛：腕顺一、腕顺二。

10. 大肠部胀痛：肠门，门金。

11. 肠出血：四花中、四花外点刺，再针姐妹穴。

十九、妇科疾病

1. 子宫瘤：凤凰巢加妇科，重子加重仙，火硬，火主，水晶，姐妹一、姐妹二、姐妹三。

2. 子宫炎：凤凰巢，妇科，木妇，火硬，火主，水晶。

3. 子宫不正：凤凰巢加妇科。

4. 卵巢炎：重子加重仙。

5. 输卵管不通：木妇，凤凰巢加妇科。

6. 妇科产后风：水相。

7. 妊娠呕吐：三通（双足取穴，特效）。

8. 月经不调：凤凰巢，妇科，灵骨，其门，木妇，上三黄，姐妹一、姐妹二、姐妹三。

9. 痛经：灵骨，木妇，三泉。

10. 赤白带下：凤凰巢，妇科，灵骨，其门，天宗（特效），云门，木妇（特效），姐妹一、姐妹二、姐妹三，通肾、通背、通胃。

11. 安胎：凤凰巢加妇科。

12. 不孕：凤凰巢加妇科。

13. 难产：灵骨，火包，火主。

14. 胎衣不下：火包，火硬。

15. 回乳：指驷马（12 年乳水不收）。

16. 乳癌：外三关。

17. 乳肿大：指三重。

18. 乳房硬块：三重（20 次左右可消）。

19. 阴道痒：天宗，云白。

20. 阴道炎：云白，海豹。

21. 阴门发肿：凤凰巢。

22. 女人性冷淡：其门。

23. 难达高潮：其门。

24. 原发性痛经：委阳、承山。

25. 宫寒痛经：至阴、承山。

26. 回乳：光明、足临泣。

27. 急性乳腺炎：内关，肩井，太冲、梁丘。

二十、前后阴疾病

1. 尿道痛（非细菌性）：火主，灵骨。

2. 尿道炎：浮间、外间，六快。

3. 尿道结石：马快水加六快加七快。

4. 小便不通：火硬刺，下三皇，肩中、云白、下曲。

5. 小便出血：三皇。

6. 小便过多：凤凰巢。

7. 阴茎痛：六快。

8. 龟头长红点：六快。

9. 尿意频数：海豹、木妇特效，马快水，肾关。

10. 淋浊：通肾、通胃、通背，马快水。

11. 睾丸坠痛：大间。

12. 疝气：大间、小间、中间、外间、浮间，海豹，腑快。

13. 性病：上唇、下唇。

14. 阳痿、性能力不够：三皇。

15. 遗精、滑精：三皇。

16. 尿石所致绞痛：太溪。

17. 急性睾丸炎：灸阳池。

二十一、疑难病

1. 糖尿病：天宗，天地人三皇，四肢穴。
2. 血糖过低：上三黄加肾关。
3. 感冒后四肢酸痛：三通任取二穴加四肢穴。
4. 感冒：木穴（又名感冒穴），火腑海穴加分金，人宗。
5. 感冒流清涕：木穴。
6. 头晕眼花：中间，指驷马，火腑海穴，四花上，三通（针对脑贫血）。
7. 头昏脑涨：灵骨，富顶，后枝，支通，落通，火菊，火散。
8. 血压高：富顶，后枝，上曲，下曲，支通，落通，五岭刺加火硬。
9. 血压高引起之头晕眼晕，心跳，心衰：火连。
10. 血压高（肝阳亢进），中风后神志不清：火连。
11. 血管硬化：后枝，肩中，地宗，支通，落通，火菊，四花中、四花副。
12. 脑神经不清：正会、镇静、三重。
13. 伤之流血不止：火包刺，六完。
14. 止血：花骨四。
15. 全身关节痛、神经痛：水曲。
16. 妇人美容要穴：三皇。
17. 妇人黑斑：上三黄。
18. 骨头胀大：复原穴。
19. 骨骼肿大：中白，火硬，消骨穴。
20. 四肢骨肿：腕顺一、腕顺二，水曲，水相。
21. 扎针数日后麻觉未除者：木留。
22. 白血病：木留。
23. 白细胞过多：上三黄，火枝加火全。
24. 丹毒：心门（特效）。
25. 抽筋：曲陵。
26. 狐臭：天宗，李白。
27. 减肥：水曲。
28. 小儿睡中咬牙：三重、四花下。
29. 特大号青春痘：腑肠加外三关。
30. 癫痫：三通（天、关、山）任取二穴加上三黄（久扎必好），火枝加火全加土水（1个月断根），肺俞，厥阴俞点刺。

31. 鸡胸：金前上、金前下穴。

32. 灰指甲：水愈附近刺（手指甲周期性溃烂、脱甲似可参考）。

33. 皮肤病：指驷马，木穴，后枝，驷马（用中心驷马不便时，可用指驷马）。

34. 牛皮癣：驷马。

35. 颈项皮肤病：肩中（此穴治颈项皮肤病，颇奇特）。

36. 手掌心脱皮：木穴。

37. 手掌皮肤硬化（鹅掌风）：木穴 。

38. 外感风邪不宣之皮肤瘙痒：木穴（神效）。

39. 脸面黑斑：指驷马。

40. 小儿夜哭：血海。

41. 驱风：指三重。

42. 睡中咬牙：四花下特效。

43. 脂肪瘤：明黄特效，外三关。

44. 失眠：下三皇，镇静。

45. 高血压：委中、四花中外点刺出血。

46. 暴瘖：失音。

47. 半身不遂：木火，灵骨加火白，肩中，上曲，下曲，六完加三重，驷马，九里。

48. 半身麻痹：肩中，天宗，云白，上曲，下曲（上曲云白肩中，下曲李白肩中）木斗，木留。

49. 肌肉萎缩：指三重，水曲。

50. 生气而痰迷心窍：火膝。

51. 难产：火包。

52. 子宫炎（经痛）：木妇，妇科，门金穴（特效）。

53. 发汗、止汗：木穴。

54. 痞块：三重。

55. 发寒：木穴。

56. 阳证起死回生：地宗。

57. 脑部各种病变：上瘤。

58. 脑瘤、脑膜炎：火散加火菊加火连（单脚），上瘤，三重。

59. 脑骨胀大、脑积水：正筋、正宗、正士，配上瘤。

60. 脑震荡后遗症之头痛：三重。

61. 外感风邪不宣之皮肤瘙痒：木穴（神效）。

62. 各种瘤：外三关（与三重交替使用）。

63. 帕金森：上三黄加百会加镇静加肾关，复溜、明黄。

64. 舞蹈病：上三黄。

65. 游走性痛：上三黄，中九里。

66. 精神紧张引起之失眠：上三黄。

67. 神经性呕吐：三通。

68. 呕吐：心门。

69. 全身麻木属气血不通者：木留（特效）。

70. 全身之骨痛、酸麻：列缺透太渊；鱼际透劳宫。

71. 消化不良：脾肿穴加通山、通关、通天（特效），木斗，木留。

72. 干霍乱：心门。

73. 霍乱转筋：搏球加四花上、里。

74. 疲劳：富顶，支通，落通，木留，木斗。

75. 全身疲劳：背面刺、落通。

76. 西药中毒面呈黑色：解穴。

77. 痿症：正会加三通：正会加下三皇加肾关加足三里加阳陵泉加肩中。

78. 一切气逆（肺气、胸胀、腹胀、肾不纳气）：水金、水通。

79. 呃逆：水金、水通。

80. 腰围大由于胀气者：水金加水通加灵骨加大白。

81. 胆绞痛：太冲。

82. 注射后臀部疼痛：阳陵泉。

83. 过敏性鼻炎：印堂。

84. 胃肠型感冒：胸背部反应点灯心草点治。

85. 急性黄疸型肝炎：足三里，合谷，三阴交（或中封）。

86. 急性细菌性痢疾：阴陵泉，外陵，高热者配内关。

87. 肺结核咯血：孔最，尺泽。

88. 胃痉挛：劳宫，承山。

89. 胃脘痛：跟腱。

90. 胃炎胃溃疡、急性胃炎、慢性胃炎：印堂。

91. 急性泄泻：申脉（灸），天枢，内关，三阴交（补）。

92. 室上性阵发性心动过速：内关透间使。

93. 高血压：足三里（先灸），绝骨（后灸）。

94. 腓肠肌痉挛：承山，委阳。

95. 手足抽搐：曲泽或大陵。

96. 脑血栓形成：尺泽。

97. 癔病性失语：人中（针后令患者发啊音），内关，涌泉。

98. 多汗症：合谷，后溪，复溜。

99. 一氧化碳中毒：涌泉，人中。

100. 夜游症：四缝。

101. 百日咳：少商，商阳，四缝。

102. 小儿遗尿：箕门，尿控（手掌面，小指第一节横纹中点）。

103. 红斑性肢痛（肢端血管舒缩调节障碍）：三阴交，昆仑。

104. 肾阳虚足底痛：百会。

105. 跟骨骨刺：大陵。

106. 足跟痛：风池，灵骨。

小结：以上诸穴，既有正经主穴也有董氏奇穴，笔者在临床中经常相互配伍运用，穴性之好让笔者惊叹，感谢中医前辈们为弘扬祖国中医针灸所做出的贡献。

笔者自知不才，还望各位老师及中医针灸爱好者、董氏奇穴爱好者总结于临床，为患者解除疾病之苦，以示对中医前辈们的敬意之心。

第十一章　5 维全息疗法

"5 维全息疗法"是以中医为基础，依据全息理论结合针灸疗法、火龙疗法、透皮给药疗法、刮痧疗法、子午流注疗法，进行多维、全方位的综合调理补益，从而激活人体细胞活性，调节神经、内脏平衡，疏通经络，活血化瘀，祛腐生新，对机体无毒副作用，并可修复增强机体免疫系统，恢复机体健康。

"5 维全息疗法"弥补了传统单一疗法治标而治本不足的缺陷，全面系统治疗追求根本。

"5 维全息疗法"不仅注重近期效果，更加注重远期疗效。

通过数千名患者的临床实践，充分证明了"5 维全息疗法"对颈椎病、肩周炎、腰椎间盘脱出症、椎管狭窄、四肢麻木、强直性脊椎炎、风湿性关节炎、乳腺增生、子宫肌瘤、急慢性胃炎、肠炎、面瘫及风、寒、湿、痰、瘀引起的各种疼痛及软组织损伤，疗效显著，同时结合直肠黏膜给药无痛苦，治疗阳痿、早泄、血尿、尿频、尿浊、尿不尽、尿线细、尿淋漓、前列腺炎、前列腺增生、前列腺肥大，治疗效果立竿见影。

一、理论体系

"5 维全息疗法"是由王敏医师经多年临床总结，博采众家所长，集国内的中西医学之精粹，并不断整合、创新优化，形成的一套标本兼治的综合性特色疗法。主要运用有：

1. 维针灸疗法：在距今约 50 万年前的远古时代，我们的祖先已经在生产劳动的同时，在长期与自然灾害、猛兽、疾病做斗争的过程中开始保健医疗活动，主要反映在通过改善衣、食、住的条件以及保障健康上，其中与火的发现和利用关系尤为密切。随着生产力不断提高，在生产工具不断改进的基础上，使用了最早的医疗器械，如砭石等。"热而熨之"渐发展为灸法，"砭而刺之"渐发展为针法，同时也从饮食的经验中逐渐发展了药物疗法。灸法产生于火的发现和使用之后。在用火的过程中，人们发现身体某部位的病痛经火的烧灼、烘烤而得以缓解或解除，继而学会用兽皮或树皮包裹烧热的石块、沙土进行局部热熨，逐步发展为以点燃树枝或干草烘烤来治疗疾病。经过长期的摸索，选择了易燃而具有温通经脉作用的艾作为灸治的主要材料，置于体表某些部位点燃施灸，从而使灸法也和针刺一样，成为防病治病的重要方法。

2. 维火龙疗法：火龙疗法是以中医经络学说和现代生物全息理论做指导，集预防、保健、诊断、治疗于一体的自然透皮给药疗法。用特制的工具、特制的药物通过火的性质，达到疏通经络、温经散寒、调整脏腑、活化细胞、排毒解毒、改善微循环的作用，恢复和提高人体自身抗病能力，增强体质，此疗法广泛适用于各种常见病的防治。火龙疗法是我国传统医学的一种自然疗法，现代医学认为此疗法为透皮给药疗法，它运用火性炎上、善行数变、化积破坚、威猛迅不可挡之势，通过特定药物，利用火性透过皮肤使药物功效加倍以达到温经散寒、通达内外脏腑表里、疏通经络致使气血流通之功效，助阳化阴，使阴阳平衡，通则不痛，通则病除。此疗法是一种既简单又深奥，既可广泛应用又很精尖的治疗方法，其疗效显著可靠独特。

3. 维透皮给药疗法：皮肤是人体最大的组织，面积 1.5~2.0 平方米，是人体最大的代谢器官。皮肤内有毛囊、汗腺等组织，为一身之表，具有防御外邪、排泄汗液、调节体温、辅助呼吸的作用。中药透皮给药属于中医外治法，是运用各种不同的方法将药物施于皮肤、孔窍、腧穴等部位，以发挥其疏通经络、调和气血、解毒化瘀、扶正祛邪等作用，使失去平衡的脏腑阴阳得以重新调整和改善，从而促进机体功能的恢复，达到治病的目的。中医学的中医外治疗法，强调的是经络腧穴给药，其传统的经络学说是中药透皮治疗的重要理论基础。中医经络学说认为，经络是人体组织结构的重要组成部分，是人体气血运行的通路，是人体沟通表里上下、联系周身内外的一个独特的传导系统。将中药贴敷在腧穴上通过药物对腧穴的刺激和传导，使中药发挥治疗相关脏腑疾病的作用，并且通过经络腧穴的吸收过程所产生的整体效应和经络腧穴对药物刺激做出的较强反应将药物作用放大。虽然药物外治与内治方法不同，用药途径各异，但均以中医的整体观念及辨证论治理论为指导，针对疾病的本质遣方用药。药物经过皮肤吸收在中医外治法中，占有相当大的比重，除了贴敷法外，还包括熨、涂、搽、擦、蒸、洗浴、粉扑等法，皆为药物通过皮肤吸收而发挥治疗作用。

透皮给药疗法的优点：药物可直接到达病变部位，比之口服，无消化系统对药效的破坏和溶解作用，对人体无刺激和毒副作用，以少量的药物可发挥最大的药效，直接、快速，药量小、疗效大、无任何痛苦。

4. 维刮痧疗法：刮痧疗法历史悠久，源远流长。刮痧使体内的痧毒，即体内的病理产物得以外排，从而达到治愈痧证的目的。因很多病症刮拭过的皮肤表面会出现红色、紫红色或暗青色的类似"痧"样的斑点，人们于是将这种疗法称为"刮痧疗法"。

民间刮痧法没有明确的理论指导选取刮拭部位，基本上采取哪儿疼刮哪儿的"阿是"穴取穴方法，主要用于治疗感冒、发热、中暑、急性胃肠炎、其他传染性疾病和感染性疾病的初起，肩、背、臂肘、腿膝疼痛等一类病症。刮痧法作为一种简便易行的外治法，以其有立竿见影的疗效，既在民间流传不衰，也被医家广泛重视。

现代刮痧疗法以中医脏腑经络学说为理论指导，博采针灸、按摩、点穴、拔罐等中医非药物疗法之所长，所用工具是水牛角为材料制成的刮痧板，对人体具有活血化瘀、调整阴阳或舒筋通络、排出毒素等作用，是既可保健又可治疗的一种自然疗法。

5. 维子午流注疗法：子午流注疗法，是针灸于辨证循经外，按时取穴之一种操作规程方法。它的含义，就是说人身之气血流出流入皆有定时。血气应时而至为盛，血气过时而去为衰，逢时而开，过时为阖，泻则乘其盛，即经所谓刺实者刺其来。补者随其去，即所谓刺虚者刺其去，刺其来迎而夺之，刺其去随而济之，按照这个原则取穴，以期取得其更好的疗效，这就叫子午流注疗法。

人体的健康，受节气变化、地理环境，以至时间运转的影响。每日的十二个时辰（每 2 小时为一时辰）与人体的十二条经络息息相关，而经络又与人体的五脏六腑相配。

根据子午流注的定律，如果经常在某时辰感到某脏腑不适，可能是该脏腑受病邪入侵，或较虚弱所致。不过，由于脏腑互相影响，问题可能出于其他脏腑。

子午流注是我国古代中医圣贤揭示出来的一种规律：因太阳与地球位置的变化，其引力使人体的 12 条经脉在 12 个不同的时辰有兴有衰。

子时（23 点至 1 点）：胆经最旺。中医理论认为："肝之余气，泄于胆，聚而成精。胆为中正之官，五脏六腑取决于胆。气以壮胆，邪不能侵。胆气虚则怯，气短，谋虑而不能决断。"由此可见胆的重要性。有些人随便切掉胆是轻率的表现。胆汁需要新陈代谢。人在子时前入眠，胆方能完成代谢。"胆有多清，脑有多清"。凡在子时前 1~2 小时入睡者，晨醒后头脑清晰、气色红润。反之，经常子时前不入睡者，则气色青白，特别是胆汁无法正常新陈代谢而变浓结晶，犹如海水中水分蒸发后盐分浓而晒成盐一般，形成结石一类病症，其中一部分人还会因此而"胆怯"。

丑时（1 点至 3 点）：肝经最旺。肝藏血。人的思维和行动要靠肝血的支持，废旧的血液需要淘汰，新鲜血液需要产生，这种代谢通常在肝经最旺的丑时完成。中医理论认为："人卧则血归于肝。"如果丑时前未入睡者，面色青灰，情志倦怠而躁，易生肝病。

寅时（3 点至 5 点）：肺经最旺。"肺朝百脉"。肝在丑时把血液推陈出新之后，将新鲜血液提供给肺，通过肺送往全身。所以，人在清晨面色红润，精力充沛。

卯时（5 点至 7 点）：大肠经最旺。"肺与大肠相表里"。肺将充足的新鲜血液布满全身，紧接着促进大肠经进入兴奋状态，完成吸收食物中水分与营养、排出渣滓的过程。

辰时（7 点至 9 点）：胃经最旺。人在 7 点吃早饭最容易消化，如果胃火过盛，会出现嘴唇干裂或生疮。

巳时（9点至11点）：脾经最旺。"脾主运化，脾统血"。脾是消化、吸收、排泄的总调度，又是人体血液的统领。"脾开窍于口，其华在唇"。脾的功能好，消化吸收好，血的质量好，嘴唇才是红润的。唇白标志血气不足，唇暗、唇紫标志寒入脾经。

午时（11点至13点）：心经最旺。"心主神明，开窍于舌，其华在面"。心气推动血液运行，养神、养气、养筋。人在午时能睡片刻，对于养心大有好处，可使下午乃至晚上精力充沛。

未时（13点至15点）：小肠经最旺。小肠分清浊，把水液归于膀胱，糟粕送入大肠，精华上输送于脾。小肠经在未时对人一天的营养进行调整。

申时（15点至17点）：膀胱经最旺。膀胱贮藏水液和津液，水液排出体外，津液循环在体内。若膀胱有热可致膀胱咳，且咳而遗尿。

酉时（17点至19点）：肾经最旺。"肾藏生殖之精和五脏六腑之精。肾为先天之根"。人体经过申时泻火排毒，肾在酉时进入贮藏精华的阶段。

戌时（19点至21点）：心包经最旺。"心包为心之外膜，附有脉络，气血通行之道。邪不能容，容之心伤"。心包是心的保护组织，又是气血通道。心包经戌时兴旺，可清除心脏周围外邪，使心脏处于完好状态。

亥时（21点至23点）：三焦经是六腑中最大的腑，具有主持诸气、疏通水道的作用。亥时三焦通百脉。人如果在亥时睡眠，百脉可休养生息，对身体十分有益。

通过上面讲解每日12个时辰与人体12条经脉的关系可以看出，人是大自然的组成部分，人的生活习惯应该符合自然规律。把人的脏腑在12个时辰中的兴衰联系起来看，则是环环相扣，十分有序：

子时（23点至1点）：胆经旺，胆汁推陈出新；

丑时（1点至3点）：肝经旺，肝血推陈出新；

寅时（3点至5点）：肺经旺，将肝贮藏的新鲜血液输送于百脉，迎接新的一天的到来；

卯时（5点至7点）：大肠经旺，有利于排泄；

辰时（7点至9点）：胃经旺，有利于消化；

巳时（9点至11点）：脾经旺，有利于吸收营养、生血；

午时（11点至13点）：心经旺，有利于周身血液循环，心火生胃土，有利于消化；

未时（13点至15点）：小肠经旺，有利于吸收营养；

申时（15点至17点）：膀胱经旺，有利于泻掉小肠下注的水液及周身的"火气"；

酉时（17点至19点）：肾经旺，有利于贮藏一日的脏腑之精华；

戌时（19点至21点）：心包经旺，清理心脏周围的病邪，以利人进入睡眠，百脉休养生息；

亥时（21点至23点）：三焦通百脉，人应该进入睡眠，百脉休养生息。

从亥时（21点）：开始到寅时（5点）结束，是人体细胞休养生息、推陈出新的时间，也是人随地球旋转到背向太阳的一面，阴主静，是人睡眠的良辰，此时休息，才会有良好的身体和精神状态。这和睡觉多的婴儿长得胖、长得快，而爱闹觉的孩子发育不良是一样的道理。

植物白天吸取阳光的能量，夜里生长，所以夜晚在农村的庄稼地里可听到拔节的声音。人类和植物同属于生物，细胞分裂的时间段大致相同，错过夜里睡觉的良辰，细胞的新生远赶不上消亡，人就会过早地衰老或者患病。人要顺其自然，就应跟着太阳走，即天醒我醒，天睡我睡。人在太阳面前小如微尘，"与太阳对着干"是愚蠢的选择，迟早会被太阳巨大的引力摧垮。

二、"5维全息疗法"能治疗的疾病

1. 内科病：感受外邪引起的感冒发热、头痛、咳嗽、呕吐、腹泻、急慢性支气管炎、心脑血管疾病、中风后遗症、前列腺炎、前列腺肥大、泌尿系感染、阳痿、急慢性胃炎、肠炎、便秘、腹泻、水肿、各种神经痛、脏腑痉挛性疼痛等，如神经性头痛、血管性头痛、三叉神经痛、胆绞痛、胃肠痉挛，和失眠、多梦、神经官能症等各种病症，包括一些疑难杂症均可用"5维全息疗法"治疗。

2. 外科病：以疼痛为主要症状的各种外科病症，如急性扭伤，感受风寒湿邪导致各种软组织疼痛，各种骨关节疾病，坐骨神经痛，肩周炎，落枕，慢性腰痛，风湿性关节炎，类风湿关节炎，颈椎、腰椎、膝关节骨质增生等病症。

3. 五官科病：面瘫、面肌痉挛、面瘫后遗症、牙痛、鼻炎、鼻窦炎、耳聋、耳鸣等病症。

4. 妇科病：痛经、闭经、月经不调、乳腺增生、子宫肌瘤、产后病等多种妇科病。

5. 保健：预防疾病、病后恢复、强身健体、美容等。

三、"5维全息疗法"的禁忌证

1. 有出血倾向的疾病，如血小板减少症、白血病、过敏性紫癜等宜用补法或平补法，如出血倾向严重者应暂不用此法。

2. 发生骨折患部禁用，需待骨折愈合后方可在患部治疗。外科手术应在2个月以后方可局部治疗，恶性肿瘤患者手术后，局部疤痕处慎用。

3. 原因不明的肿块及恶性肿瘤部位禁用，可在肿瘤部位周围进行治疗。

4. 妇女经期下腹部慎用，妊娠期下腹部禁用。

5. 未成年男孩阴部禁用。

四、"5 维全息疗法" 注意事项

1. 治疗时应避风和注意保暖。

2. 每次只治疗一种病症。

3. 不可片面追求效果。

4. 治疗后饮热水 1 杯以补充消耗的水分，还能促进新陈代谢，加速代谢产物的排泄。

5. 洗浴的时间：治疗后 2 小时左右方可洗浴。

第十二章　三体一康论

生命是非常宝贵的，它属于我们只有一次。宇宙中有生命的物种有 3 种，即动物、植物和微生物，人类是高级动物。人的生命是怎样起源的呢？蛋白质的生成奠定了生命的基础，生命是由细胞组成的，每个细胞在生长过程中都需要一分为二，成年人的体内有数十亿万个细胞，人体在一秒内约有 400 万个细胞产生，同时也将会有上百万个细胞死亡。生物为了生存必须进行一定的过程，能量是这个过程所必要的，通常这些能量从食物中获得，生物有了可利用的能量就能完成它的活动。这些活动也称之为生命过程，这个过程基本上发生在细胞之中。生命是靠繁殖延续下来的，对于一个物种来说遗传起到了重要作用。遗传将有代表特征的信号——基因，由生殖细胞带到子代去了，子代的每个细胞都带有这种"信号"，因此，子代也就表现出亲代的某些特性，这种"信号"叫作基因。

基因存在于细胞核内的长链分子脱氧核糖核酸（DNA）上，基因带有遗传信息，需要由染色体来负载。染色体上有很多基因，而上代所传递的遗传信息是运载于生殖细胞核中的染色体上的。基因是 DNA 分子的一个片段，带有遗传信息，可以准确复制，也可突变，经过转录翻译控制着蛋白的合成。其实是 DNA 利用细胞内的原材料和酶的帮助，自己仿照自己复制同样的 DNA，这就是生命，基因决定生命特性。

概括地说，人的生命是由两部分组成的：先天禀赋于父母，后天靠水谷之精微来养护，生、长、壮、老、已是生命的整个过程。实际上当生命刚刚出现，便开始向死亡过渡。这是一个永恒的规律，也是世界上最公正的、对于任何物种都适用的规律。

一、寿命

"长命百岁""健康长寿""延年益寿"是人们共同的心愿。从古至今为了达到长生不老的目的，人们苦苦地追寻着、探索着，那么人的寿命究竟应该有多长呢？科学家是这样阐述的。

1. 细胞学说：人体是由细胞组成的，细胞总是一分为二，不断地完成这一过程。细胞分裂次数越多，机体寿命就会越长。但细胞分裂不是永无止境的，正常情况下细胞分裂 40~60 次就会终止。美国学者海弗利克（Hayflic）用人肺的成纤维细胞体外培养进行细胞分裂实验，结果细胞分裂 50 次以后便停止而死亡。同时实验还观察到每一次分裂的周期为 2~4 年的时间。那么我们按每个成纤维细胞平均分裂 50 次来计算，人的寿命应该是 120 年。

2. 生长期学说：动物的自然寿命是以生长期的长短来推算的，一般规律，寿命是生长期的 5~7 倍。例如：狗的生长期为 2 年，其寿命则是 10~15 年；牛的生长期为 4 年，其寿命应是 20~30 年；马的生长期为 5 年，其寿命应是 30~40 年；骆驼的生长期为 8 年，其寿命应是 40 年。而人的生长期为 20~25 年，那么人的自然寿命应是 100~175 年。

3. 性成熟学说：《黄帝内经》曰："女子二七天癸至，任脉通，太冲脉盛，月事以时下，故有子"，"男子二八肾气盛，天癸至，精气溢泄"……可见人的性成熟应在 14~16 岁。人的自然年龄应是性成熟期的 8~10 倍，那么人的自然寿命应该是 120~160 岁。

4. 胚胎内外学说：俄罗斯著名生物学家弗拉基米尔·沃尔科夫教授认为，人的发育周期其实就是两个对立面胎内期和胎外期的统一与斗争，胎内期一般是 280 个昼夜，所谓的提前和延后也差不了几天；胎外期，是生命活动期的这个阶段，根据对立统一的法则，统一的对立面都在竭力争取平等，仅仅因为这个道理，人的生命应该是 280 岁，不能再少，胚胎内的一天应等于胚胎外的一年。

无论哪种学说，都不难看出人的生命最短也应在 120 岁或 160 岁左右，绝不止于 100 岁。科学家们认为老年应该从 100 岁开始，但是据世界卫生组织统计人的平均寿命在 60~70 岁，日本人平均寿命在 74 岁，可算是一个长寿的国家。所以，理论上人的寿命与现实中人的寿命相差很远，从中不难看出人们大多没有走完自己的生命历程。

二、健康

健康应具有三大要素：身体、心理、社会能力，如果这三方面都没有问题，都符合标准，那才是真正的健康。

1. 身体健康

（1）从医学科学的角度看，身体健康首先要具备标准的体格指数，五官端正。

（2）心、肝、脾、肺、肾等各个脏器及各个系统的功能要正常，五官的功能，视、听、声音等功能必须正常。

（3）步态稳健，肢体运动灵活。

（4）生理功能存在，病理现象未发生，也就是说没有任何疾病。

2. 心理健康

（1）充分的安全感。

（2）对自己有自知之明，对自己的能力有恰如其分的评价，能保持良好和适度的个性，能在身体允许的范围内做出适度的个性发挥。

（3）生活目标切合实际，能现实地对待和处理周围所发生的问题，能与周围环境保持良好的接触，并能经常保持兴趣。

（4）能保持自己人格的完整与和谐，胸襟豁达与控制适度。

（5）具有从经验中学习的能力。

（6）能在社会规范之内对个人要求做出恰如其分的反应。

注：心理不健康会产生很多疾病，是药物所不能及的。必须靠思想教育、心理疏通才能调治好，有时心理疾病更危害人的健康。

3. 社会能力

（1）有良好的社会适应能力。

（2）有良好的社会交往能力。

（3）有适度的人际交往关系。

（4）有高尚的道德水准。

三、三体一康论

从我们的理念来看，所谓的健康，应该是肉体上、情体上、灵体上三方面都健康，才能完成整个生命历程，创造美好的人生价值，我们将其称为"三体一康论"。

1. 肉体：就是人的机体、身体。肉体没有疾病应该是：望之神采奕奕，精神焕发，面色华润，形体端庄匀称；听之语言准确，声音清晰、洪亮；动态矫健有力灵活，神、色、形、态均符合标准，经络通畅、阴阳平衡，五脏六腑、五官九窍均未有疾病，各种功能正常。

怎样才能使肉体健康？我们提倡预防为主的观点，防患于未然，有了疾病尽早发现、尽快治疗；加强保健、均衡营养、增加免疫力；要有充足的睡眠、劳逸结合，一张一弛才是文武之道；坚持锻炼，提高身体素质，例如换手操作、退着走、倒立、后踢腿、适当爬行、五禽戏等对人类的健康都是有益处的。

根据天人相应的理论，我们必须掌握自然界的变化规律、顺应自然界运动变化来进行养护和调摄，与天地阴阳保持协调与平衡，这样才有益于身心健康。

人的本身是一个小宇宙，我们也必须维持内在环境的阴阳平衡。大家都知道一年有四季，四季有二十四节气，而一天有24小时，人体有十二条经络，经络内联五脏六腑，外联五官九窍，不同经络在不同时间内的作用不同，这就是子午流注理论。人体经络与时辰的对应关系详见本书相关内容。

2. 情体：是指人的精神和情绪，包括现代医学的心理素质。人有爱情、亲情和友情，这三情缺一不可，也不可互相替代，这是人的正常情感，也是人生过程中不可缺无的，这三情要正常。人有七情六欲，一定要适度。例如过怒伤肝，肝气郁滞，气滞血瘀，瘀则胸胁疼痛。肝木克脾土，则会出现食少、纳呆、倦怠无力、四肢沉重、大便溏泻等症状。这说明情绪的变化能导致人体的疾病。七情六欲不可太过，不可不及，太过不及均非所宜。

我们主张七情六欲要适度；为人处世要豁达宽容；情绪郁闷时要适度地发泄和自我调解；要善于与人交往和适当地交流；对待事物要培养自己的兴趣，并且要有追求；对人要坦诚，处事要谦虚谨慎，要真心实意重友情讲情意；不要孤芳自赏，要提倡群芳共赏。

3. 灵体：指人的"灵魂"，人的世界观，也就是说人的生存目的。人为什么要活着？人怎么活着？

茫茫宇宙浩瀚无比，人类只是宇宙中的一个物种，对于一个人来说，只是几十亿人口中的一员，所以在这个世界中人是很渺小的。但人类有思维、有语言、有智慧，人类用双手能改造世界创造世界，所以人类又是很伟大的。人类已有几千年的文明史，它还将无穷尽地延续下去。在历史的长河中一个人的生命只是一瞬间，这一瞬间来得很不容易，这一瞬间又是非常宝贵的，所以我们应该珍惜自己的生命，应该让生命活得有价值。

人生的价值取决于人的世界观。人的世界观是人生中最为重要的，所以我们提倡公而忘私、大公无私的精神，舍小我为大我，要做到忘我无我，平时不以恶小而为之，不以善小而不为。在自身的精神文明修养方面，我们要做到过五关：钱、权、色、舍、得；斩三魔：嫉妒、多疑和虚荣心，这才是一个灵体健康的人。

人之初，性本善。我们提倡善心、善良、善待。做事从善心出发，与人善良相处，善待自己周围的人，也要善待自己。

我们提倡爱的奉献，对世界要献出一片爱心。要热爱祖国、热爱人类、热爱动物、热爱植物、热爱自然环境、热爱你周围的一切，让世界充满爱，只有奉献爱才能得到爱。

我们提倡感激的心态。感谢天给了我们空间，感谢地给了我们立足之地，感谢阳光给了我们温暖，感谢父母给了我们生命，感谢子女给了我们希望，感谢老师给了我们知识，感谢！感谢！感谢我们拥有的一切！只有感谢你才心甘情愿，你才心满意足，你才无怨无悔，你才无所畏惧。

肉体是载体，情体是表现，灵体是关键。世界观是人的灵魂，只有具备先天下之忧而忧、后天下之乐而乐的人，只有具备横眉冷对千夫指、俯首甘为孺子牛的精神，只有具备我为人人、大公无私的精神，只有具备无为无不为的精神，只有具备为全人类的生命健康而奋斗的精神，才会成为一位高尚的人，一个脱离低级趣味的人，一个有益于人民的人，一个幸福快乐的人，一个不虚度年华的人，一个最有价值的人，一个不枉生存一生的人。我们要热爱祖国，热爱人民，要爱惜生命，爱护自然，保护环境。愿我们了解生命的精髓，尽展个人魅力，自主人生，活得潇洒，活得灿烂，活得像条龙。人生存于大自然，人要遵循大自然，人要适应大自然，人要回归大自然，人要融于大自然，人要保护大自然，这种人与自然的统一、和谐、完美才是最美好的人生。我们应为肉体、情体、灵体三体结合于一体努力奋斗，用毕生的精力创造完美的人生，这就是我们提倡的三体一康论。人法地，地法天，天法道，道法自然。一切顺其自然，那才是最美好的。

参考文献

［1］杨维杰. 董氏奇穴针灸学［M］. 北京：中医古籍出版社，2002.

［2］刘公望. 现代针灸全书［M］. 北京：华夏出版社，1998.

［3］王启才. 王启才新针灸学［M］. 北京：中医古籍出版社，2008.

［4］石学敏. 针灸治疗学［M］. 上海：上海科学技术出版社，1998.

［5］王冰. 黄帝内经［M］. 北京：中医古籍出版社，2003.

［6］杨继洲. 针灸大成［M］. 北京：人民卫生出版社，2006.

［7］王敏. 董氏奇穴精要整理［M］. 沈阳：辽宁科学技术出版社，2011.

［8］王敏. 董氏奇穴精要整理挂图［M］. 沈阳：辽宁科学技术出版社，2012.

［9］王敏. 便携式董氏奇穴、经穴对照挂图［M］. 沈阳：辽宁科学技术出版社，
   2012.

［10］王敏. 中华董氏奇穴临床整理［M］. 沈阳：辽宁科学技术出版社，2012.

［11］王敏. 董氏奇穴按摩刮痧法［M］. 沈阳：辽宁科学技术出版社，2014.

［12］张秀勤. 全息经络刮痧法［M］. 北京：北京科学技术出版社，2008.

编后语

　　自《董氏奇穴精要整理》《董氏奇穴精要整理挂图》《便携式董氏奇穴、经穴对照挂图》《中华董氏奇穴临床整理》《董氏奇穴按摩刮痧法》出版后，深得广大读者的支持和厚爱，笔者每天都会接到很多中医爱好者、针灸爱好者、董针爱好者和董针弘扬者的电话。应广大读者的要求，笔者为了更好地弘扬董氏奇穴，为了让读者及中医爱好者更好地理解、学习和使用董氏奇穴，使董氏奇穴人人会用更好地服务于人类的健康，笔者再次编写了《中国针术：董氏奇穴秘要整理》，还望广大读者再次给予支持并指出不足，笔者诚挚地说声谢谢，谢谢你们对中医的支持，谢谢你们为弘扬董氏奇穴所做出的贡献。谢谢！

　　本书得以出版，还要感谢中华人民共和国公安部中央警卫局李书琪，中华人民共和国国务院办公厅行政司王胜利，河北省定州市政协主席、常务副市长、作家协会名誉主席陈业鹏，中国北欧商会会长于弘，著名武术家王磊，国际亚健康协会、中国老年保健协会会长李深，北京玉林医院院长国务院津贴专家史玉林教授，文化部副部长潘震宙，中国工程院院士、国家人事部常务副部长、全国政协委员程连昌，开国大典中南海接待处处长、国家经贸委副主任郭英，最高人民检察院行政厅厅长孙佩生，第二炮兵司令员万忠林，中央办公厅老干部局主任魏润生，著名传记人物作家杨道金，武警总部副政委张玉堂，总参副部长戴清民，中央党校研究会副主任王伟华，总参政治部副主任姜迪生，国家人事部办公厅副主任齐国章等多位领导的支持和关爱。感谢董氏奇穴传人赖金雄老师、杨维杰老师、胡文智老师、胡丙权老师、郑全雄老师、胡光老师为笔者提供董氏奇穴的珍贵资料及对笔者的帮助。感谢"5维全息疗法"弘扬人：史大程、史大鹏、周凯华、孟燕、李玉梅、刘俊、王敏峰、张瑞、刘彩玲、孙相国、孙国兰、吴春良、庄玮、张凤英、李荣用、张邈、陈叔俊、李善海、杨小华。感谢多年来支持帮助我的良师益友杨宏生、李永泽、李少山（书画家）、赫连玉龙、王平、王怀民、王静、马会敏、张旭龙（著名记者）、王凯、崔勇、尹洪昌、张奋永、任洪波、赵靖宇、刘毅、唐文学、王海涛、吴松、邓德凯、吴幸强、张建国、蓝世敏、马小琴、詹晓涛、曹立杰、梁亚辉、冯建恒、贾亮军、王占成、张宏、曾永平、高存德、马来福、张延杰、王万成、王万全、沈广明、耿得联、陈先庆、李明旭、孟志安、李贤明、张宏亮、张自雷、刘维亮、李海燕、张香忠、戴玮、李雪媛、李军、著名画家赵一辉、谢飞、许元庆、王子庐及提供董氏奇穴素材的所有老师。

本书如不足之处还望业内人士指正。谢谢！

作者电话：13717956948（请发短信）王敏　18618320217 石金芳

邮箱：heluogudian@163.com　13717956948@139.com　QQ：30812333

深圳市南山区海德三道卓越后海中心商业三楼丽身梅奥医疗美容门诊部

预约电话：13510637700 易于祺

北京市朝阳区青年路朝阳园三号楼济世堂预约电话：010-85592651

宁波京太堂预约电话：13738462524 李善海

河北省怀来君山医院预约电话：0313-6878786

河北省定州市环城医院预约电话：0312-2350999 贾凯